JOACHIM GABKA

Hasenscharten und Wolfsrachen

Hasenscharten und Wolfsrachen

(Entstehung und Behandlung)

von

Priv.-Doz. Dr. med. Dr. med. dent.

JOACHIM GABKA

Oberarzt der Abteilung für Kiefer-Gesichtschirurgie
des Rudolf-Virchow-Krankenhauses zu Berlin-West
Landesarzt für Gesichtsspaltbildungen

Anhang:

Gesetz über die Fürsorge für Körperbehinderte
und von einer Körperbehinderung bedrohte Personen
Vom 27. Februar 1957

Mit 61 Abbildungen und 23 Tabellen

WALTER DE GRUYTER & CO.

VORMALS G. J. GÖSCHEN'SCHE VERLAGSHANDLUNG — J. GUTTENTAG, VERLAGS-
BUCHHANDLUNG — GEORG REIMER — KARL J. TRÜBNER — VEIT & COMP.

BERLIN 1962

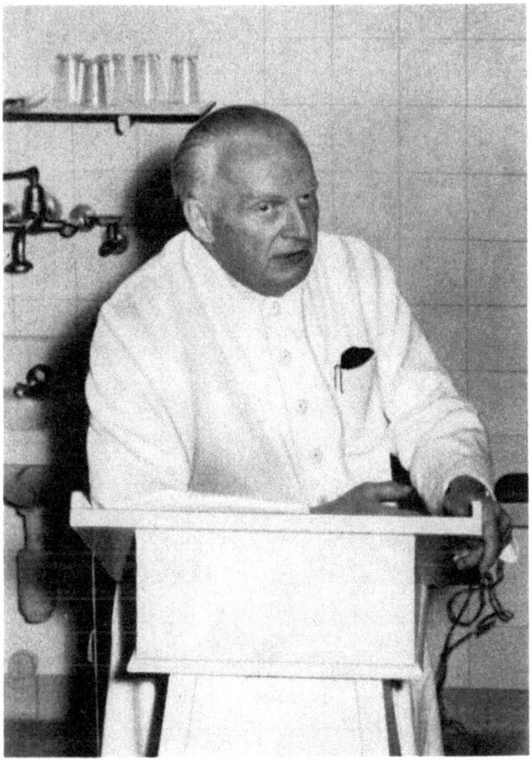

Meinem Lehrer

Herrn Professor Dr. med. Dr. med. h. c.

WOLFGANG ROSENTHAL

dem Schöpfer

der Nachgehenden Spaltträgerfürsorge

in dankbarer Verehrung

gewidmet

Vorwort

Vorliegendes Buch, das einen Überblick über das Problem der Lippen-Kiefer-Gaumenspalten zu geben versucht, wendet sich an den praktischen Arzt und Zahnarzt, an die Beratungsstellen für Körperbehinderte und nicht zuletzt an die Eltern der betroffenen Kinder. Hier aufklärend zu wirken und zu zeigen, daß das anfangs oft schwer mißbildete Kind bei sorgfältiger Führung und Behandlung zu einem gesellschafts- und konkurrenzfähigen, unauffälligen Mitmenschen werden kann, ist Hauptaufgabe dieser Veröffentlichung. Insbesondere soll darauf hingewiesen werden, daß das *Neue Körperbehindertengesetz* diese Kinder erfaßt, und dadurch alle Rehabilitationsmöglichkeiten diesen Kindern offenstehen.

Ein großer Abschnitt wurde den Entstehungsmöglichkeiten eingeräumt, da gerade die Mißbildungsursachen im Hinblick auf die spätere Lebensgestaltung von entscheidender Bedeutung sind. Ein Überblick über die geistige Beurteilung und die erreichten Berufsziele der Spaltkinder tritt der z. T. unberechtigten und schon zur Redensart gewordenen Gleichsetzung mit geistiger Minderwertigkeit und Mißbildung im Gesichtsbereich entschieden entgegen. Welch' entscheidenden Einfluß die termingerechte Spezialbehandlung und damit das Pflichtbewußtsein der Eltern für die Wiederherstellung des Kindes hat, geht aus der Darstellung der Mißbildungsformen und ihrer zeitgemäßen Versorgung hervor.

Regelmäßige Kontrollen nach der Operation und ein enger Kontakt zwischen Arzt, Eltern und Kind ermöglichen die rechtzeitige Einleitung der notwendigen Maßnahmen, wobei eine Zusammenarbeit mit anderen Fachgebieten, vor allem der Sprachheilkunde, oft erforderlich ist.

So will das Buch über alle notwendigen Schritte hinsichtlich der Spaltträgerbehandlung orientieren und hofft, damit auch das Interesse des praktischen Arztes und Paediaters sowie der Fürsorgerinnen und orthopädischen Beratungsstellen zu finden, denen hiermit ein Leitfaden in die Hand gegeben werden soll.

Berlin, Sommer 1961

Joachim Gabka

INHALTSVERZEICHNIS

Inhaltsverzeichnis

I. Medizin-historischer Überblick zum Problem der Hasenscharte und des Wolfsrachens*)

Wenn heute die Problematik der foetalen Lippen-Kiefer-Gaumenspalten und Gesichtsdeformierungen weitgehend gelöst ist, dann liegt das ohne Frage an den Fortschritten der modernen Medizin. Insbesondere haben neuere Narkose- und Operationsverfahren hierzu beigetragen. Wir wissen, daß es zu allen Zeiten Mißbildungen des Gesichtsbereichs, vor allem Hasenscharten und Wolfsrachen, gegeben hat. Dementsprechend sind auch die verschiedensten Behandlungsmöglichkeiten überliefert worden. Wir erfahren aus alten Schriften, daß sehr früh einzelne Formen der Mißbildungen bereits bekannt waren. In den meisten Fällen starben die betroffenen Kinder bald nach der Geburt und entgingen damit den schmerzhaften Behandlungsverfahren, deren Erfolg oft zweifelhaft war.

Ein medizinisch-historischer Überblick mag den Unterschied zwischen den damaligen und heutigen Behandlungsmethoden und ihren Erfolgsaussichten am besten veranschaulichen. Obwohl *Hippokrates* (460—377 v. Chr.) die Lippen-Gaumenspalten nicht erwähnt, stammt aus der ungefähr gleichen Zeit die von *Smith* und *Dawson* beschriebene ägyptische Mumie, die mit einer Lippen- und Gaumenspalte behaftet war. Den Bericht über den ersten Fund einer durchgehenden Kiefer-Gaumenspalte verdanken wir *Weinberger,* der sie mit einer Lippenspalte kombiniert vermutend an dem Schädel des *„Prehistoric man of Peru“* fand. Diagnostische und therapeutische Erhebungen anzustellen, blieb jedoch erst einer späteren Zeit überlassen. So lesen wir bei *Celsus,* dem großen römischen Wissenschaftler (30 v. — 50 n. Chr.) ausführlich folgendes über die Hasenscharten:

> „An den Lippen entstehen oft Spalten. Dieser Zustand hat neben den Schmerzen auch den Nachteil, daß er das Reden verhindert, indem während desselben diese Spalten unter Schmerzen auseinandergezogen werden und bluten. Sind diese Spalten oberflächlich, so ist es besser, sie mit den bei Geschwüren des Mundes passenden Mitteln zu behandeln, dringen sie aber tiefer ein, so muß man sie mit einem dünnen Eisen brennen. Dieses Messer muß die Gestalt eines Taschenmessers haben und über die betreffenden Stellen gleichsam nur hingleiten, aber nicht aufgedrückt werden.“

Wenn *Celsus* auch schon Verschiebelappen und Entspannungsschnitte beschreibt, hat er doch mit dieser Beschreibung die Therapie der folgenden Jahrhunderte festgelegt, nämlich durch narbige Veränderungen den Lippendefekt auszugleichen.

*) Näheres siehe: „Grundlagen und Geschichte der Plastischen Chirurgie“ von *Berndorfer und Gabka.*

Galen (129—200 n. Chr), Leibarzt des römischen Kaisers Marc Aurel, geht die Lippenspalten schon operativ an:

> „Die Lippen frischen wir, indem wir sie überall ablösen, mit dem Messer blutig an, dadurch führen wir sie aneinander und nähen sie fest zusammen. An den Kiefern schneiden wir aus jedem Ende der Lippe, da wo sie aufeinandertreffen, innen und außen etwas heraus und legen Charpie (gezupfte Leinewand) ein, damit nicht durch das sich erzeugende Fleisch eine Erschlaffung entstehe." (Nach Gurlt.)

In den folgenden Jahrhunderten kombinierte man die operativen Methoden mit narbenbildenden Medikamenten. So schreibt *Nicolaus Myrepsius* aus Alexandrien (1270—1290) „Über die wunderbare Behandlung der Hasenscharten":

> „Bei den Hasenscharten muß man den inneren Hautrand zusammenbringen. ... In der Tat soll man tiefere Hasenscharten mit Ziegen- oder Gänsefett heilen, oder man streiche mit Immergrün und Harz vermischtes Ochsen- oder Hirschmark auf oder lege einen geriebenen unreifen Gallapfel, der in Terebinthenoel, Wollfett oder attischem Honig ausgezogen und gut durchgegoren ist, auf. Ebenso nimm einen Gallapfel und möglichst feingeriebenes Mastixharz, welches mit Wollfett in einen wächsernen Zustand gebracht worden ist. Vermische alles gründlich und verwende es."

In ähnlicher Weise berichtet einer der größten arabischen Chirurgen, *Abul Kasim,* über eine Hasenschartenoperation. Zur Behandlung der Lippenspalten

> „läßt er entweder mit einem glühenden Eisen die Ränder der Lefzen brennen, um dergestalt die Eiterung zu befördern, worauf er sie mit Cerat bedeckt; oder er schneidet die Oberfläche der Ränder weg und näht sie zusammen, indem er Drachenblut und Weirauch darauf streut und das Ganze mit Dattelsalbe belegt".

So sind die Bemühungen in erster Linie darauf gerichtet, durch Narbenerzeugung und -schrumpfung die Spalten zu überbrücken und die dabei entstehenden Schmerzen zu lindern. Eine sehr exakte Beschreibung und Versorgungsmöglichkeit finden wir dann auch erst wieder bei *Ypermann,* einem bedeutenden flämischen Wundchirurgen des 15. Jahrhunderts. Im 19. Kapitel seiner „Chirurgie" heißt es:

> „Bisweilen werden Kinder mit gespaltenen Lippen unter einem Nasenloch und manchmal sogar unter beiden Nasenlöchern geboren. Dieses Leiden nennt sich Hasenscharte und wird auf folgende Art behandelt: Man beschneidet mit Hilfe eines scharfen Messers so wenig wie möglich die Ränder des Risses, indem man die Epidermis hochhebt, um die Ränder anzufrischen. Man bringt dann die angefrischten Ränder wieder zusammen und näht sie mit Hilfe einer dreikantigen Nadel, und zwar mit einem gezwirnten und gewachsten Faden auf eine bereits beschriebene Art. Die Schnittränder müssen nach dem Schnitt genau aufeinander auch auf der Innenseite sich vereinigen. Dann muß man noch eine lange Nadel quer durch die vernähten Lippenteile ziehen, und zwar in einem größeren Abstand zu den Wundrändern; man dreht diese Nadel mit einem Faden ein und legt Kalk oder roten Puder

darauf. Über diesen Puder legt man ein in Rosenöl und Eiweiß eingetauchtes Pflaster.

Wenn die Nasenflügel gespalten sind, muß man sie, wie oben angeführt worden ist, zusammenführen, da man ihnen nur wehtun würde, da sie ja gespalten sind. Auch die Lippen sind bis zur Nase gespalten. Man soll also, wie gesagt worden ist, handeln, und dann soll man die Wunden wie andere behandeln. Wenn man bemerkt, daß die Verharschung fest genug ist, können sie die Nadel entfernen. Einige Chirurgen nähen nicht die Hasenscharte, sondern behandeln sie, indem sie sie nur durch Nadeln zusammenziehen.

Es gibt andere Chirurgen, die durch einen Einschnitt einen Hautlappen von der Wange nehmen, um besser die Verluste der Hasenscharte ausgleichen zu können; sie wenden dieses Verfahren an, wenn z. B. ein großer Substanzverlust vorliegt, wenn das Philtrum fehlt. Aber dieses Verfahren scheint mir fehlerhaft, weil es zu stark das Gesicht entstellt. Aus diesem Grunde rate ich diese Art von Operationen, die sehr das Ansehen des Chirurgen beeinträchtigen können, nicht auszuführen. Außerdem, wenn diese Operationen bei bestimmten Personen nicht zum gewünschten Erfolg führen, dann sind diese Menschen Vernunftgründen nicht zugänglich und fordern, daß es so sein muß, wie man sich denken kann."

So hört man von *Ypermann* nicht nur eine Beschreibung doppelseitiger Spaltbildungen, sondern auch von einer kosmetisch unschönen Operationsmethode, die aber bereits Anfänge der plastischen Rotationslappen erkennen läßt.

Interessant ist, daß über die Behandlung der *Gaumenspalten* kaum Erörterungen zu finden sind. Erstmalig finden wir bei *Ambroise Paré* (1514—1590), einem der größten Chirurgen aller Zeiten, Hinweise auf Verschlußplatten für Gaumendefekte neben anderweitiger Prothesenversorgung verschiedenster Organe. Aber auch für die Lippenspalten wurden schon damals Gesichtsprothesen empfohlen, wie wir bei *Minadoi* (1600) nachlesen können:

„... Jener hatte dafür Sorge getragen und zugelassen, daß die Zugänge des restlichen Fleisches unter der Nase, nachdem die Wunde schon verharscht war, ihm behandelt würden, und er hatte z. B. durch zahlreiche Nähte und Verbindungen eine ausreichende Menge jenes Materials, aus dem in Italien die Masken angefertigt werden, jenen Zugängen genau anpassen lassen. Das verwendete Larvenmaterial zur Bildung der fehlenden Lippe und zur Wiederherstellung des natürlichen Aussehens des Mundes hatte er sehr geschmackvoll zubereitet; ein Schnauzbart aus menschlichen **Barthaaren**, der mit Klebstoff befestigt wurde, bewirkte, daß der Patient keinen entstellenden Anblick bot."

Insgesamt stand diese Zeit unter dem Zeichen chirurgischer Fortschritte, besonders durch *Paré* und seinen Landsmann *Franco*, der erstmalig den Bürzel bei der doppelseitigen Lippen-Kiefer-Gaumenspalte operativ anging. Zur besseren Vereinigung der Lippenstümpfe bei diesen schwer mißgebildeten Fällen entfernte er den Zwischenkiefer

„... mit Schneidzangen oder mit einer Säge oder mit einem sonstigen Instrument, das für diese Zwecke geeignet ist, indem man das Fleisch, das über

> den Zähnen liegt, falls sie noch vorhanden sind, beläßt, damit es beim Vernähen der beiden anderen Partien auf jeder Seite dient".

Diese Operation wird heuzutage nicht mehr durchgeführt, da die Resektion des Zwischenkiefers neben ungünstigen Zahnverhältnissen — es fehlen die oberen Schneidezähne — eine Wachstumshemmung des Oberkiefers und damit eine Verunstaltung des Mittelgesichts bewirkt. Für die damalige Zeit stand jedoch der Ausgleich der Mißbildungen schlechthin zur Diskussion, so daß Francos Operationsmethoden durchaus als ein Fortschritt anzusehen waren. Auch die Schüler von *Paré* und *Franco,* besonders *Guillemeau,* brachten weitere Neuerungen der Lippenplastik, doch scheiterten die moderneren Verfahren an der mangelnden Schmerzausschaltung.

Ein besonderer Platz in der Geschichte der Lippen- und Gaumenplastik gebührt *Jaques Houllier,* der als erster den Versuch unternahm, eine Gaumenspalte operativ zu verschließen. Er benutzte hierzu eine stark gebogene Nadel, knüpfte eine einschichtige Naht, die wieder aufging, so daß er resignierend dem Vorschlag *Parés* entsprechend den Gaumen mit einem Obturator verschloß.

Auch *Tagliacozzi* (1546—1599) hat sich mit der Hasenschartenoperation beschäftigt. Er empfiehlt, bei breiten Spalten den Defekt mit einem vom Arm entnommenen Hautlappen zu verschließen, ein Verfahren, das verständlicherweise kaum geübt wurde. Bereits im 18. Jahrhundert wurde der Operationstermin diskutiert, eine Frage, die noch heute im Vordergrund des Interesses steht (s. weiter unten!). Der bekannte Chirurg *Lorenz Heister* (1683—1758) äußert sich zu diesem Problem:

> „Es hat mich aber die öftere Erfahrung gelehret, daß man selbige Operation bey Kindern von sechs und sieben Monaten, ja manchmal noch früher, mit gutem Success (Erfolg) verrichtet. Ja die Eltern solcher Kinder wollen es niemals gerne bis ins vierte oder fünfte Jahr aufschieben, sondern vielmehr je eher, je lieber davon seyn, und wenn es Chirurgi abschlagen, laufen sie zu Marktschreyern, welche glücklich genug darinnen sind. Denn die Eltern wollen solche ungestalten Kinder nicht gerne von den Leuten sehen lassen, oder wohl auch deswegen gerne bald courieret sehen, damit die Mütter nicht von neuem, wie oft zu geschehen pfleget (!), daran versehen mögen, welches die Chirurgos um so viel eher zur Operation bewegen soll, zumal wenn die Hasenscharte nicht gar zu groß, in welchem Falle ich es oft glücklich verrichtet habe."

Wenn wir auch nicht ganz den Standpunkt von *Heister* vertreten können, so ist doch sein psychologisches Einfühlvermögens anzuerkennen. Auch bis zum heutigen Tage sind die „Marktschreyer" nicht ausgestorben — so mögen die Eltern immer wieder gewarnt und beraten werden.

Die ersten überlieferten Gaumenplastiken sind unabhängig voneinander von *Graefe* 1816 und *Roux* 1819 durchgeführt worden. Am 27. Dezember 1816 referierte *Graefe* in der Berliner Medizinischen Gesellschaft über dieses Thema. Im Hufelandschen Journal findet sich folgende kurze, für die Geschichte der Gaumenplastik aber außerordentlich wichtige Mitteilung:

> „Herr Geheimrat Graefe sprach von den Spaltungen des weichen Gaumens, die sowohl angeboren, als durch Krankheiten erzeugt sein können. Er hatte

mehrmals Versuche gemacht, das Übel zu heilen oder künstlich zu ersetzen, bis er endlich in einem Fall, wo die Spaltung äußerst beträchtlich war und bis an den Knochen ging, die Idee faßte, sie durch Heften und künstlich erregte Entzündung zu vereinigen. Er erfand hierzu eigene Nadeln und Nadelhalter und bewerkstelligte dadurch die Sutur, welche in Verbindung des Bestreichens mit Acidum Muriaticum und Tinctura Cantharidum — welchem letzteren er zur Erregung des plastischen Prozesses den Vorzug gibt — eine vollkommene Heilung bewirkte, daß die Person nachher vollkommen gut schlucken und deutlich sprechen konnte."

Damit war der Bann gebrochen, und gerade durch die deutsch-französischen Prioritäts-Auseinandersetzungen zwischen *Graefe* und *Roux*, der 1819 einem kanadischen Medizinstudenten die Gaumenspalte verschloß, wurden neue Wege und Verfahren eröffnet. Viele große Chirurgen beschäftigten sich mit dieser Frage, und mit der Einführung der Schmerzausschaltung wurde auch die Operation am Gaumen selbstverständlich.

Grundlegendes für die Gaumenplastik leistete *Langenbeck* (1861), als ihm durch Ablösung des Schleimhaut- und knochenhautbedeckten Gaumenüberzuges die Verschiebung der nun vollständig beweglichen Gaumenlappen gelang. Durch diese Mobilisierung wurde der Verschluß der Gaumenspalten leichter möglich, so daß die Langenbecksche Operationsmethode auch heute noch als das klassische Verfahren gilt. Wie in allen wissenschaftlichen Disziplinen wurden in der Folgezeit die verschiedensten Versuche unternommen, um ein möglichst günstiges Operationsresultat zu erzielen. Wenn hierbei auch gelegentlich Kuriositäten zu verzeichnen sind, wie beispielsweise die Deckung der Gaumenspalte durch Einnähen eines Fingers *(Eiselsberg)*, so zeichneten sich doch immer prägnantere Modifikationen ab. Als Gründer der modernen Spaltchirurgie wollen wir hier des großen Franzosen *Victor Veau* gedenken, der neben den älteren *Brophy* und *Schoemaker* und den jüngeren *Axhausen*, *Burian*, *Rosenthal* und *Wassmund* der Versorgung der foetalen Lippen-Kiefer-Gaumenspalten die Wege aufzeigte, die wir heute beschreiten.

II. Zur Frage der Entstehung von Mißbildungen, vornehmlich der Hasenscharten und Wolfsrachen

Die Ätiologie der Krankheiten, die Lehre von den Krankheitsursachen, ist eines der umfassendsten Gebiete der Medizin. Die Frage nach der Ursache oder auch, wie man früher annahm, der Schuld einer Krankheit, besonders einer Mißbildung, spiegelt oft den Stand des kulturellen Lebens eines Zeitalters wider. Es sei an die Hexenverbrennungen des Mittelalters erinnert, bei denen unschuldige, vom Schicksal hart getroffene Mütter zum Feuertode verdammt wurden, nur weil sie ein mißbildetes Kind geboren hatten, das als Ausgeburt des Teufels angesehen wurde.

Entsprechend den kulturellen und wissenschaftlichen Fortschritten ist es daher verständlich, daß gerade diesem Zweig der medizinischen Wissenschaft besondere Aufmerksamkeit geschenkt wird. Dies trifft in besonderem Maße für die letzten zwanzig Jahre zu. Auslösend wirkten hier die Katastrophen der ersten Hälfte des 20. Jahrhunderts, die eine einwandfreie Erhöhung der Mißgeburten mit sich brachten. Die klassischen Anschauungen des vorigen Jahrhunderts wurden dadurch erschüttert, so daß viele Erkenntnisse neue Bedeutung gewannen.

Wenn nun hier der Versuch unternommen wird, einen Beitrag zur Entstehung der Mißbildungen, besonders des Gesichtsbereiches zu leisten, so geschieht das im Bewußtsein der Tatsache, daß *das Ziel, die Gründe der Entstehung dieser Hemmungsbildungen aufzudecken, noch nicht erreicht* ist, daß wir jedoch auf Grund unserer modernen Erkenntnisse diesem Ziel schon erheblich nähergerückt sind.

Voraussetzung einer erfolgreichen Arbeit sind umfangreiche Befunderhebungen und das dazu gehörige Vertrauen der Befragten und ihrer Eltern. Ohne Milieukenntnis, die sowohl körperliche als auch seelische Faktoren berücksichtigen muß, würde trotz exakter Tierversuche diese Forschung ein Suchen im Dunkeln bleiben. Bevor wir jedoch über die heute geltenden Anschauungen berichten, seien noch einige Worte zur Entwicklung der Ansichten über die Entstehung dieser Mißbildungen von der Vergangenheit bis zum heutigen Tage vorausgeschickt.

Wir haben keinen Grund, anzunehmen, daß die Hasenscharte oder der Wolfsrachen in der prähistorischen Zeit nicht existiert haben sollen. Noch heute finden wir diese Mißbildungen bei den verschiedensten Tierarten. So konnte erst kürzlich *Rosenthal* einen Spaltlöwen des Leipziger Zoos in seine Behandlung nehmen (Abb. 1). Auch *Wiesner* berichtete über Spaltbildungen bei Kühen. *Veau* befaßte sich eingehend mit diesem Thema und publizierte seine bekannte Arbeit „Le bec-de-lièvre chez les animaux“, aus der Abbildung 2 stammt. Es ist daher anzunehmen, daß seit der

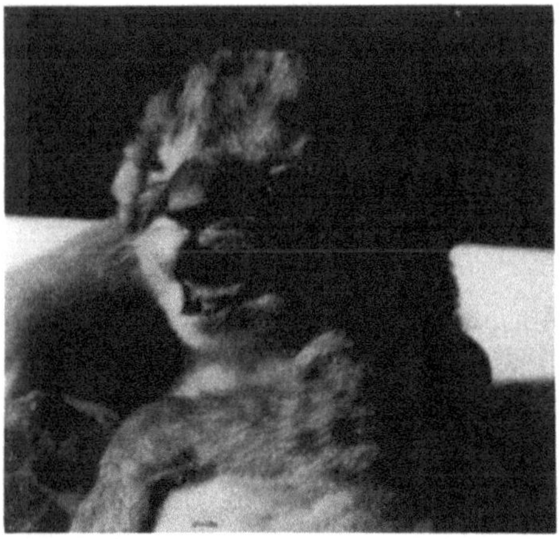

Abb. 1 a

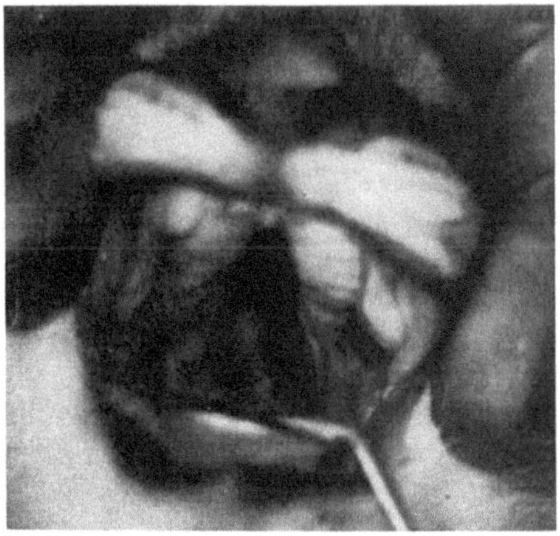

Abb. 1 b

Abb. 1

Kleiner Löwe mit medianer Gaumenspalte (Beobachtung Prof. Dr. Dr. *Rosenthal*). In Abb. 1 b sieht man deutlich die Spaltung des Gaumens, die bis in die Nähe des Alveolarfortsatzes reicht. Eine Lippenspalte liegt nicht vor.

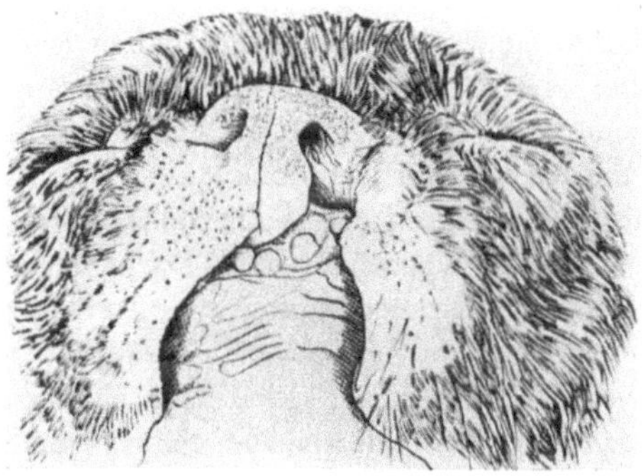

Abb. 2
Bulldogge im Alter von 14 Monaten mit einer linksseitigen Hasenscharte (nach *Veau*).

Entstehung des Menschen die Spaltbildungen schon vorhanden waren und damit die Fragestellung nach ihrem Ursprung.

In der frühgeschichtlichen Zeit wurde die Frage nach dem Woher meistens von ethischen Werten, also vom Guten und Bösen an sich, abgeleitet, bis die in manchen Fällen doch immer wieder auftretende Erblichkeit als entscheidender ursächlicher Faktor anerkannt wurde. Die in der Aufklärungszeit erblühende Wissenschaft befaßte sich in erster Linie mit der anatomischen Begründung der Mißbildungen und ihrer Behandlung. Die therapeutischen Maßnahmen standen bis vor kurzer Zeit im Vordergrund, während sich nunmehr durch grundlegende Erkenntnisse der Entstehungsmöglichkeiten der Weg zur Verhütung der Mißbildungen anbahnt.

Die folgende kurze, schematische Aufstellung gibt einen Überblick über die Möglichkeiten der Mißbildungsentstehungen:

1. *Innere Faktoren* und hier besonders

a) Erbfaktoren
b) Zellplasmatische Veränderungen (weitgehend ungeklärt)
c) die Primitiventwicklung beeinflussende Gene (selten)
d) Letalfaktoren (selten)

2. *Äußere Einflüsse,* so speziell durch	im Bereich der ersten
a) Sauerstoffmangel	3 Schwangerschaftsmonate
b) Virus- und andere Infektionskrankheiten	3 Schwangerschaftsmonate
c) Mangelernährung	3 Schwangerschaftsmonate
d) Strahlenschäden	3 Schwangerschaftsmonate
e) mechanische Faktoren	3 Schwangerschaftsmonate
f) psychische Traumen	3 Schwangerschaftsmonate
g) andere seltene Schäden	

Entsprechend dieser Aufstellung wollen wir die einzelnen Entstehungsmöglichkeiten der Hasenscharten und Wolfsrachen gesondert besprechen.

1. Innere Faktoren

a) Erbfaktoren

Speziell die Lippen-Kiefer-Gaumenspalten wie auch andere Mißbildungen, z. B. der Klumpfuß, gelten auch heute in der Wissenschaft noch als erbliche Mißbildungen. In den meisten Fachbüchern und wissenschaftlichen Abhandlungen findet man immer wieder die Bezeichnung „erbliche Hasenscharte“. Demgegenüber bestätigt das Befragen der Eltern nur in seltenen Fällen das Vorliegen von gleichen oder anderen Mißbildungen in der Verwandtschaft. Darüber hinaus ergaben prozentuale Aufschlüsselungen der erblichen Beteiligung an diesen Abnormitäten durchaus nicht die Berechtigung der genannten Bezeichnung. Wenn heute auch die Bedeutung der Erbforschung hinsichtlich der Entstehung vieler Erkrankungen und Formfehler allgemein anerkannt ist — es also eine Vielzahl von Fällen von erblicher Hasenscharte oder erblichem Wolfsrachen gibt —, so müssen wir uns doch davor hüten, einzelne Erklärungsversuche zu überschätzen. Das Auftreten eines Leidens, Gebrechens oder einer Mißbildung muß in der Mehrzahl als ein komplexer Vorgang betrachtet werden, in dem sehr oft innere und äußere Ursachen eingeschlossen sind. So klar einerseits die Notwendigkeit einer erbbiologischen Konstitutionsanalyse ist, so schwierig ist andererseits die Lösung dieser Aufgabe.

Wir wissen, daß die Persönlichkeit eines Menschen weitgehend von seiner Konstitution bestimmt wird, die aber als eine Summe körperlicher und psychischer Eigenarten keinesfalls auf eine einfache erbbiologische Formel gebracht werden kann. Ein bekannter Konstitutionsforscher sagte einmal: „Der Einzelmensch ist, genetisch (entwicklungsmäßig) gesehen, das Ergebnis komplizierter Bastardierung.“ *(Curtius)*

Die Konstitution des Einzelmenschen kann also nur Schritt für Schritt durch sorgfältiges Bearbeiten der Einzelmerkmale in ihre erblichen Komponenten zerlegt werden.

Diese Aufgabe kann jedoch nicht als eine einfache Addition einzelner vererbbarer Eigenschaften angesehen werden, vielmehr sollte man sich um das Ziel der erb- und entwicklungsbiologischen Aufklärung bemühen. Wie außerordentlich schwierig ein solches Vorgehen ist, zeigt sich darin, daß es bis zum heutigen Tage noch nicht gelungen ist, einen allgemein gültigen Erbgang für die menschliche Hasenscharte und Gaumenspalte zu finden. Es konnte nur festgestellt werden, daß einmal eine rezessive Vererbung (also ein überspringender Erbgang, beispielsweise vom Urgroßvater auf die Mutter) oder auch eine dominante Vererbung vorlag (direkter Erbgang vom Vater auf den Sohn). Insbesondere in unserem Lande wurde die Erbforschung noch dadurch erschwert, daß während der letzten 50 Jahre weitgehende Bevölkerungsbewegungen stattfanden und bei vielen Familien eine exakte Sippenforschung unmöglich geworden ist.

Wenn wir dennoch den Versuch unternehmen, die Frage der Erblichkeit von Hasenscharten und Wolfsrachen zu erörtern, so geschieht dies im Hinblick auf zwei wichtige Tatsachen. Einmal auf Grund der von *Reed* und *Steiniger* entdeckten erblichen Hasenscharte der Maus, deren Erbgang weitgehend mit dem des Menschen übereinstimmen soll, zum anderen aber auf Grund des großen Spaltträger-Krankengutes Rosenthals, Axhausens und Wassmunds und seiner Mitarbeiter sowie der eigenen Fälle, das uns einen bedeutenden Einblick in die Frage der erblichen Belastung bei Gesichtsspaltenträgern gestattete.

Zurückblickend kann man feststellen, daß schon *Meckel* 1812 in seinem „Handbuch der Pathologischen Anatomie" vereinzelte Beiträge über das erbliche Auftreten von Hasenscharten und Wolfsrachen wie andere Mißbildungen zitierte. Er gelangte daher zu dem Standpunkt, daß die Erblichkeit der entscheidende Faktor für die Entstehung der Kiefer- und Gesichtsspalten sei. Diese Ansicht wurde durch verschiedene Autoren bestätigt, bis die ersten exakten Berichte Ende des vorigen Jahrhunderts erschienen, die ein mehr oder minder großes Krankengut berücksichtigten. Interessant ist hierbei, daß fast alle diese Berichte in etwa die gleichen Ergebnisse zeitigten, wie wir sie heute an einem ungleich höheren Krankenmaterial feststellen. Wäre eine fortschreitende Erblichkeit vorhanden, müßten wir im Laufe der Zeit letztlich immer höhere Prozentzahlen an sicher erblichen Mißbildungen erwarten. Dem ist aber nicht so, zeigt doch der umfassendste Bericht der damaligen Zeit — er stammt aus der Chirurgischen Universitätsklinik Tübingen *(Haugk)* — 555 Fälle, von denen nur 66 Personen, also nur 12 %, eine erbliche Belastung aufwiesen.

Demgegenüber finden sich bei anderen Berichten etwa 20 % familiäre Mißbildungsdispositionen. Wenn bis dahin nähere Angaben über den Erbgang der Hasenscharte fehlen, so beginnt mit der Birkenfeldschen Arbeit aus dem Jahre 1926 die moderne Erbforschung zum Lippen-Kiefer-Gaumenspalt-Problem. *Birkenfeld* berichtete aus der Chirurgischen Universitätsklink Berlin über 204 Untersuchte, von denen 42 direkte Erblichkeitsbeziehungen aufwiesen (20 %). Von diesen zeigten vier Fünftel einen rezessiven Erbgang.

Auch *Schröder* veröffentlichte kurze Zeit später ähnliche Ergebnisse und schloß sich einer allgemein diskutierten Hypothese an, nach der die leichten Formen der Mißbildungen einen dominanten, die schweren Deformierungen dagegen einen rezessiven

Erbgang besäßen. Bei der Vielzahl der Erscheinungsformen der menschlichen Gesichtsspalten ist eine solche Behauptung außerordentlich fragwürdig, insbesondere da die leichten Fälle relativ selten eine erbliche Belastung aufweisen. Der eben zitierte Autor machte aber auf eine andere sehr wichtige Tatsache aufmerksam, die man durchaus des öfteren findet und die behandlungsmäßig auch eine gewisse Bedeutung besitzt. *Schröder* wies nämlich auf die Anomalien der Zahnentwicklung bei Spaltträgerverwandten hin und bezeichnete diese rudimentären Mißbildungen als Mikroformen menschlicher Gesichtsspalten. Diese Tatsache ist insofern wichtig, da bei wirklicher erblicher Belastung es durchaus verständlich erscheint, daß das embryonale Mundepithel mit seinen Zahnentwicklungsanlagen erblich geschädigt werden kann, auch wenn eine Mißbildung nicht zum Durchbruch kommt.

1934 berichtete *Sanders* über 392 Spaltpatienten, bei denen er eine Disposition in 175 Fällen, also sogar in 44,6 % fand. So hohe Prozentzahlen sind nie wieder gefunden worden und sind wahrscheinlich dadurch zu erklären, daß *Sanders* Patienten mit einem im 17. Grad entfernten verwandten Spaltträger in seine Erblichkeitsstatistik mit einbezogen hat. 17 Verwandtschaftsgrade erfordern aber 128 direkte Vorfahren, von denen — wenn man pro Familie nur zwei Kinder rechnet — in absteigender Linie über 32 000 Personen Verwandte 17. Grades wären. Diese Tatsache gestattet im Hinblick auf die von *Sanders* angegebene Frequenz der Spaltbildungen von 1 : 902 den kuriosen Schluß, daß jeder Mensch, ob mit oder ohne Spaltbildungen, 35 Verwandte 17. Grades mit einer Hasenscharte oder einem Wolfsrachen besitzen müßte. So erklärt sich also der selten hohe Prozentsatz erblicher Disposition bei *Sanders*, dem man keine Allgemeingültigkeit zusprechen kann. In der Folge erschienen noch verschiedene theoretische Arbeiten, die aber im Hinblick auf die ideal-germanische (!) Gesetzgebung — zur Verhütung erbkranken Nachwuchses (Nürnberger Gesetze) — heute weitgehend an Bedeutung verloren haben.

Auch die „erbliche Hasenscharte und Wolfsrachen“ wurden in diese „Gesetze“ aufgenommen. Der *Gütt-Rudin-Ruttke*sche Kommentar bestimmte sogar:

> „Nicht der Funktionszustand, der durch ärztliche Kunst geschaffen wurde, sondern der ererbte und immer wieder vererbbare Zustand der mangelhaften Anpassung an das Leben, der Naturzustand (!) gewissermaßen, wie er bestehen würde, wenn ärztliche Kunst nicht eingegriffen hätte, ist für die Unfruchtbarmachung maßgebend.“

Die psychische Lage und die Auswirkung jener Gesetzgebung ist vielerorts noch heute bemerkbar, wurde doch die für den Arzt unentbehrliche Vertrauensbasis zerstört. Die Betroffenen durften damals dem Arzt nicht die Wahrheit sagen, ohne befürchten zu müssen, den Gesetzesapparat in Gang zu bringen und damit einen persönlichkeitsentwertenden Eingriff über sich ergehen lassen zu müssen. Jenes damals zustandegekommene Mißtrauen — leider gab es auch Wissenschaftler, die einem dominanten Erbgang der menschlichen Hasenscharte das Wort redeten — ist auch heute bei den verschiedenen Sippenuntersuchungen manchmal noch spürbar.

Die Arbeiten der Vertreter des dominanten Erbganges der Hasenscharte stießen jedoch auf entsprechenden Widerspruch und wurden von fach-chirurgischer Seite, so von

Axhausen, Rosenthal u. a. in bewundernswerter Offenheit kritisiert. Diesen Wissenschaftlern, die die Behandlung der foetalen Gesichtsspaltenträger in Deutschland erst auf das heutige Niveau brachten, ist es zu danken, daß viele Spaltträger damals vor der Sterilisation bewahrt blieben.

Ohne Zweifel spielt die Erblichkeit bei der Entstehung von Lippen-Kiefer-Gaumen-Spalten eine große Rolle, insbesondere wenn die Elternpaare beide erblich belastet sind. Wir erinnern uns diesbezüglich eines Falles, der außerordentlich instruktiv ist: *Eine Spaltträgerin war in erster Ehe mit einem erb- und erscheinungsbildlich normalen Mann verheiratet und brachte — was nach den Mendelschen Gesetzen ohne weiteres verständlich ist — zunächst erscheinungsbildlich normale Kinder zur Welt. Die verwitwete Patientin kam zur Korrekturoperation in die Thallwitzer Klinik und lernte dort einen Spaltträger kennen, mit dem sie dann eine zweite Ehe einging. Diesem Bunde entstammen bisher zwei Kinder mit doppelseitigen Lippen-Kiefer-Gaumenspalten.*

Im Gegensatz zu unseren deutschen Verhältnissen konnte in Dänemark durch die relative Neutralität in beiden Kriegen eine exakte Sippenforschung durchgeführt werden. *Paul Fogh-Andersen* aus Kopenhagen berichtet über 703 Selbstbeobachtungen, an Hand derer er über viele strittige Fragen der Spaltträger-Erblichkeit Auskunft zu geben bemüht ist. Interessanterweise teilt der Autor, der seine Studien in einem Werk zusammengestellt hat, die foetalen Gesichtsspalten in zwei verschiedene Mißbildungsformen ein, die er als solche völlig getrennt abhandelt. Er glaubt hinsichtlich der Entstehung eine grundsätzliche Verschiedenheit der Hasenscharte und des Wolfsrachens gegenüber den isolierten Gaumenspalten feststellen zu können, da einerseits eine größere Beteiligung des männlichen Geschlechts bei der Lippen-Kiefer-Gaumenspalte und andererseits des weiblichen Geschlechts bei der isolierten medianen Spaltenbildung des Gaumens, vor allem des Gaumensegels, besteht. Ein familiär gemischtes Auftreten dieser Grundtypen könne es seiner Meinung nach nicht geben. Fogh-Andersen findet in der Mehrzahl der Lippen-Kiefer-Gaumenspalten eine erbliche Disposition, wohingegen die isolierte Spaltbildung des Gaumens nur in einem verschwindend geringen Prozentsatz erblich ist und in einem meist einfachen dominanten Erbgang mit fehlender Manifestation beim weiblichen Geschlecht abläuft. Eine genaue Prozentzahl der erblichen Dispositionen gibt Fogh-Andersen jedoch nicht an. Nach persönlicher Mitteilung rechnet er unter Berücksichtigung aller Mikroformen mit etwa 30 %.

Überblickt man die Literatur, so sieht man, daß trotz aller Einzelheiten die Frage der Erblichkeit bisher nicht klar beantwortet werden konnte. Das liegt offenbar daran, daß die Erbanlage des Menschen nicht aus einer Summe isolierter Faktoren besteht, sondern ein oft verschiedenartig reagierendes Ganzes ist. Hier helfen uns die umfangreichen tierexperimentellen Arbeiten von *Reed* und *Steiniger* erheblich weiter, deren Ergebnisse man bis zu einem gewissen Grad auf menschliche Verhältnisse übertragen kann, wie unsere Überprüfung an einem großen Krankengut zeigte.

Dabei fanden wir insgesamt nur 15 % einwandfrei erbliche Beziehungen, ein Prozentsatz, der uns im Hinblick auf die anderen Entstehungsmöglichkeiten sehr gering erscheint, so daß wir ihn als „Index der bewußten Erblichkeit“ ansprechen. Die

Überprüfung unseres Krankengutes aus den Kliniken Rosenthal, Axhausen, Wassmund und Harnisch umfaßt 2073 Patienten, bei denen wir genaue anamnestische Erhebungen durchführen konnten. Wenn wir diese Fälle nach Fogh-Andersen aufteilen, entfallen 1718 auf Lippen-Kiefer-Gaumenspalten und ihre Nebenformen und nur 355 auf isolierte Gaumenspalten. Bei der Auswertung der Geschlechtsgebundenheit können wir uns der Auffassung Fogh-Andersens anschließen, d. h. wir erhalten bei den Lippen-Kiefer-Gaumenspalten eine Bevorzugung des männlichen Geschlechts von etwa 60 : 40 und bei den isolierten Gaumen-Velumspalten einen umgekehrten Prozentsatz. Wir konnten also feststellen, daß Frauen häufiger von isolierten Spaltbildungen des Gaumens befallen sind und daß die Disposition zur Erblichkeit bei dieser Form geringer ist. Sie beträgt bei diesen Fällen 10,9 %, und das erscheint uns, gegenüber dem Prozentsatz von 15,3 % bei den Lippen-Kiefer-Gaumenspalten, nicht entscheidend. Die Tatsache, daß wir zusätzlich elf Fälle von familiären Mischformen fanden, d. h. im Gegensatz zu *Fogh-Andersen* den Nachweis führten, daß innerhalb einer Familie isolierte Spalten des Gaumens mit Lippen-Kiefer-Gaumenspalten bzw. einfachen Lippenspalten wechseln, läßt den Schluß zu, daß die von *Fogh-Andersen* empfohlene Aufteilung des Gesichtsspaltenkomplexes nicht möglich ist, insbesondere bezüglich der Erblichkeit, die sich ungefähr auf gleicher prozentualer Höhe bewegt. Die Gesamtverteilung ähnelt weitgehend früheren Berichten, so daß wir bei allen Spaltarten bei beiden Geschlechtern das Verhältnis von 70 % recessiver Vererbung zu 30 % dominanten Erbgang finden.

Unsere Untersuchungen bestätigen also das tierexperimentell gefundene Bild: Bei den foetalen Gesichts- und Kieferspalten handelt es sich um einen recessiven Erbgang mit unvollständiger Penetranz (Durchschlagskraft); das bedeutet, daß selbst zwei erblich belastete Tiere durchaus ein mißbildungsfreies Junges werfen können; auf den Menschen jedoch übertragen — wie aus dem obigen Beispiel schon zu ersehen war — daß jede Fortpflanzung doppelt disponierter Spalterblichkeit ein großes Risiko darstellt. Wenn also schon in einer Familie irgendwo oder irgendwann einmal eine Spaltbildung der früheren Generation bestand, ist nach Möglichkeit darauf zu achten, daß spaltnegative und völlig gesunde Menschen geheiratet werden, so daß das Risiko möglichst klein gehalten wird.

b)—d) Zellplasmatische Veränderungen

Bekanntlich ist die Zelle der kleinste Baustein des menschlichen Körpers. Er setzt sich aus drei Grundsubstanzen zusammen, aus der Zellmembran, aus dem die Zellen erfüllenden Plasma und dem in diesem Plasma ruhenden Zellkern. Das diesen Baustein ausfüllende Zellplasma besitzt nun nach den neuesten wissenschaftlichen Erkenntnissen weitgehenden Einfluß auf die Entwicklung, so daß durch Schädigungen des Plasmas Mißbildungen zustandekommen können. So zählt schon die Überreife eines zur Befruchtung gelangenden Eies zu den schädigenden Faktoren, die das Zellplasma erheblich verändern können. An Tierversuchen hat man beispielsweise aus überreifen Amphibien Verdoppelungen und andere Strukturveränderungen, ja sogar Geschwulstgewebe erhalten können. Und so werden wahrscheinlich auch die des öfteren beschriebenen Verschiedenheiten eineiiger Zwillinge auf Plasmadifferenzen zurückzuführen sein. Wenn die zellplasmatischen Strukturstörungen auch noch weitgehend ungeklärt sind, so scheinen doch die primären Schäden des befruchteten Eies von sehr großer Bedeutung zu sein.

Wie wir schon sahen, muß der Einfluß der Erblichkeit auf die Entstehung von Mißbildungen anders gewertet werden. Zwar sind einzelne Erbanlagen in den Fortpflanzungszellen beschrieben worden, die allein schon die primitive Entwicklung bei Säugetieren durch Zwillings- oder Vielfachbildungen beeinflussen. Dadurch wurde offenbar, daß der Wirbeltierkeim vom Stadium des befruchteten Eies in seltenen Fällen auch einmal vom Stadium der befruchteten Eizelle bis kurz vor Beginn einer bestimmten Entwicklungsphase in Teile zerlegt werden kann, die der Ganzbildung fähig sind. Das ist ein Weg, der noch weitgehend im Unklaren liegt, jedoch für verschiedene Tiere, z. B. Forelle, Huhn und sogar für die Ratte bewiesen ist. Diese Erscheinungen sind selten, und es ist deshalb wahrscheinlich, daß die Frühphase der Primitiventwicklung von den obengenannten plasmatischen Faktoren bestimmt wird. Ein bekannter Entwicklungsforscher *(Lehmann)* meint sogar, daß das Zellplasma der befruchteten Eizelle bereits die wichtigsten Funktionssysteme enthält, die für den Ablauf der ersten Entwicklungsvorgänge erforderlich sind. Je weiter die gestaltliche Formbildung des Individuums fortschreitet, um so stärker sollen dann die einzelnen Erbfaktoren in die Entwicklung eingreifen.

Der Ausfall ganzer Organe, beispielsweise bei schwersten Defekten, wird wahrscheinlich auf in der Erbanlage liegende zelltote Herde (Letalfaktoren, I, d) in bestimmten Bereichen zurückzuführen sein. Solche Letalfaktoren sind im Tierreich sehr verbreitet und dürften auch beim Menschen eine Rolle spielen. Hier sind sie aber sehr schwer nachweisbar.

Dagegen muß man zu den inneren Einflüssen auf die Entstehung von Mißbildungen noch jene dysplasmatischen Momente zählen, die in der körperlichen Beschaffenheit der Mutter, also letztlich in der reifen Eizelle liegen. Hier spielen verschiedene Zustände eine Rolle, von denen nur einige wichtige in der folgenden Tabelle 2 herausgearbeitet sind. Ein vom funktionsuntüchtigen Eierstock abgegebenes Ei kann ohne Zweifel abwegige Anlagen enthalten, die ebenso bei Schwangerschaften in den Wechseljahren auftreten können. Daß die Zwillingsschwangerschaft in diese Gruppe gehört, ist nach den obigen Ausführungen über krankhafte Verdoppelungen im Tierversuch verständlich.

Die Besprechung der inneren Faktoren abschließend muß aber prinzipiell festgestellt werden, daß zur *normalen Entwicklung* der Frucht eine *normale Umgebung* des sich entwickelnden Eies nötig ist. So muß selbstverständlich die Gebärmutter in der Lage sein, das Ei aufzunehmen und der mütterliche Körper so gesund sein, daß eine normale Schwangerschaft abläuft. Auf die Entwicklungsrichtung selbst hat die Beschaffenheit der Gebärmutter keinen Einfluß, aber gerade die krankhaften Verhältnisse des Eies zeigen uns, wie notwendig eine normale Umgebung für die Entwicklung ist. Später sondert sich das Ei in Embryo und Eihäute, man wird daher auch Schädlichkeiten unterscheiden können, welche den Embryo treffen und solche, die nur die Eihäute in Mitleidenschaft ziehen. Die letzteren sollen uns nur im Zusammenhang mit der Schädigung der Frucht, meist als mechanisches Moment sich auswirkend, interessieren (Abb. 3).

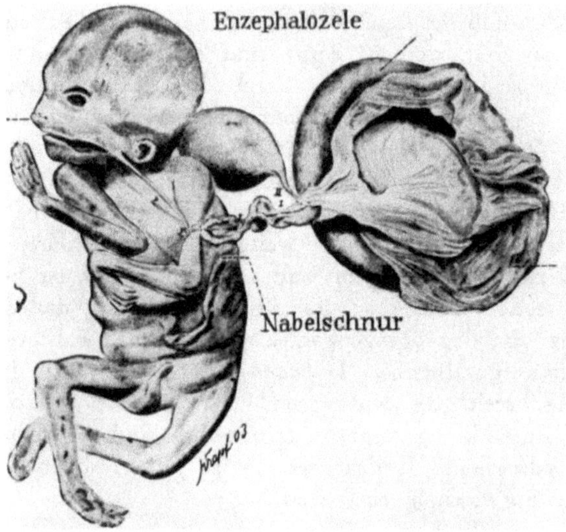

Abb. 3

Umfangreiche amniogene (durch die Eihäute) bedingte Mißbildungen (nach *von Winkel*). Ein amniotischer Faden (I), der am linken Mundwinkel ansetzt, so daß eine quere Wangenspalte zustandegekommen ist, schlingt sich um die Mitte des linken Oberarms. Dadurch hat er Weichteile und Knochen des Armes weitgehend mißbildet. Ein zweiter amniotischer Faden (II) hat eine typische Mißbildung des Zentralnervensystems hervorgerufen.

Diesen Eihautsträngen hat man früher sehr große Bedeutung beigemessen — als mechanische Faktoren bewirken sie jedoch nur selten solche umfangreichen Mißbildungen.

Bei der Allgemeinbetrachtung dieses Problems stoßen jedoch die obengenannten beherrschenden Gruppen — die inneren und die äußeren Faktoren, die imstande sind eine Mißbildung zu setzen — immer wieder zusammen. Es ist außerordentlich schwierig festzustellen, ob für bestimmte Formveränderungen, also Hasenscharten und Klumpfüße, innere oder äußere Einflüsse maßgebend sind oder ob eine bestimmte Mißbildung durch eine plötzliche, sprunghafte Veränderung in der Erbanlage oder durch irgendeinen äußeren Schaden, wie Sauerstoffmangel u. ä. zustandekommt.

Es scheinen für bestimmte Fälle beide Möglichkeiten zuzutreffen, von denen heute die äußeren Einflüsse, insbesondere bedingt durch die exakte Forschung nach den Kriegs- und Atombombenkatastrophen, einen sehr großen Raum einnehmen. Man darf darüber jedoch nicht vergessen, daß das Erforschen der inneren Einflüsse, also insbesondere der Erblichkeit, sehr viel schwerer und mühevoller ist und daß wir bei dem Nachweis eines erbbedingten Einflusses allein auf den Menschen, auf die Sippen- und Zwillingsforschung *(Idelberger)* angewiesen sind und Tierversuche hier viel schwerer zu verwerten sind. Ein Überschätzen der äußeren Einflüsse ist daher trotz ihrer Wichtigkeit nicht im Platze. Dennoch müssen wir darauf hinweisen, daß bei umfangreicher Auswertung eines über 2400 Fälle umfassenden Krankengutes nur eine bewußte Erblichkeit von 15 % zustandegekommen ist. Wenn wir dieser Zahl noch den prozentual-statistischen „Index unbewußter Erblichkeit" (also Fälle von erblicher Belastung, die infolge des recessiven Erbganges den Trägern und Eltern unbekannt geblieben ist) von 11 % hinzufügen, kommen wir auf eine Prozentzahl von nun 26 %, eine Zahl, die mit dem oben mitgeteilten Prozentsatz von Fogh-Andersen von 30 % nur um weniges differiert.

Bei Kenntnis dieser Lage wird man mit Recht fragen, wie sind die anderen 74 % zu erklären? Da neben der Erblichkeit die anderen inneren Faktoren eine weitgehend untergeordnete Rolle spielen, müssen zur Klärung dieser Frage die *äußeren Schadensmöglichkeiten* herangezogen werden.

2. Äußere Faktoren

Mit der Einführung experimenteller Untersuchungen zur wissenschaftlichen Klärung des Zustandekommens von Mißbildungen begann ein neues Kapitel der Teratologie. Zwar hatte schon *Réaumur* im Jahre 1751 — er beschäftigte sich damals gerade mit künstlichen Brutversuchen — den Einfluß physikalischer Agentien auf das Hühnerei untersucht. Da er jedoch nach einer vervollkommneten Brutmethode suchte, interessierte er sich leider nicht für die Entstehung der dabei zu beobachtenden Mißbildungen. So war es erst 100 Jahre später *Panum*, der zum ersten Male systematisch die Entwicklung der Mißbildungen am Hühnerein studierte. Er hatte bemerkt, daß sich in den bei der Bebrütung nicht entwickelten, also in Fäulnis übergehenden Eiern, sehr oft Mißbildungen fanden. Dadurch war es ihm später möglich, das Zustandekommen verschiedener Doppelbildungen und Variationen zu beschreiben, deren Entstehung er hauptsächlich auf Temperaturschwankungen zurückführte.

Wenn das Interesse verschiedener Forscher sich nun auch diesem Gebiet zuwandte, so waren bis zu Beginn dieses Jahrhunderts jedoch noch relativ wenig experimentell erzeugte Mißbildungen erzielt worden. Es spricht aber außerordentlich für dieses junge Fach, wenn *Schwalbe* schon 1906 eine erhebliche Anzahl von Autoren aufzählt, die den Einfluß äußerer Bedingungen auf die organische Entwicklung des Embryonallebens verschiedener Lebewesen untersucht haben. So berichtet er von dem Einfluß der umgebenden Temperatur auf das keimende Leben, wobei sich ganz allgemein herausstellte, daß die Organismen gegen erhöhte Temperatur viel empfindlicher seien als gegen Kälte, wobei sich plötzliche Temperaturschwankungen am verhängnisvollsten auswirkten *(Mitrophanow)*. Weiter zählt Schwalbe den Einfluß der geänderten Zusammensetzung der umgebenden Luft auf (Sauerstoffüberfluß und Sauerstoffmangel), wobei er folgendes wörtlich feststellte: „Daß Sauerstoffmangel oder Sauerstoffüberfluß eine Rolle bei der Entwicklung menschlicher Mißbildungen spielt, ist wohl kaum anzunehmen. Man könnte höchstens an Sauerstoffmangel in den Fällen denken, in welchen die Mutter eine schwere Cyanose während der Gravidität aufwies. Daß in solchen Fällen ein Absterben der Frucht eventuell auf Sauerstoffmangel zurückgeführt werden kann, ist möglich; daß Mißbildungen häufiger in solchen Fällen beobachtet werden, dafür fehlen die Anhaltspunkte." Dieser Ausspruch wirft ein besonderes Licht auf den erheblichen Fortschritt der letzten 50 Jahre, der gerade in der Klärung des Einflusses der äußeren Ursachen zur Erzeugung von Mißbildungen zum Ausdruck gekommen ist.

Schwalbe führt dann weiterhin noch den Einfluß geänderter chemischer und osmotischer Bedingungen der Umwelt, den Einfluß des Lichtes, der Schwerkraft und einige andere äußere Faktoren an. Heute wissen wir, daß die embryonale Entwicklung von sehr vielen Faktoren abhängig ist, und jene von Schwalbe zitierten Versuche der Anfang einer bedeutenden Reihe war, die uns dem Wesen der menschlichen und tierischen Keimentfaltung nähergebracht haben.

Einen ausgesprochen entwicklungsphysiologischen Charakter nahmen dann die experimentellen Erzeugungen von Modifikationen an, die *Dareste* 1899 und *Stockhard* 1907 bei Wirbeltieren durchführten. Hier wurden nun die Parallelen zum Menschen offensichtlich. Obwohl in der damaligen Teratologie fast nur die endogenen Faktoren als deformitätserzeugend galten und es doch unmöglich schien, nachweisen zu können, daß durch reine Milieuvariationen Mißbildungen entstehen, die man nur als hereditätsgebunden kannte, wurde mit diesen ersten, die Entwicklungsphysiologie stark befruchtenden Versuchen die Möglichkeit gegeben, sich Vorstellungen von der Genese dieser Formveränderungen zu machen. Es wurden in der Folge Tierexperimente durchgeführt, die noch heute als Standardmethoden gelten — insbesondere taten sich hier die Zoologen hervor, die versuchten, Formabweichungen bei den verschiedenen Tierarten zu produzieren.

Hier müssen vor allem *Standfuß* und *Tower* genannt werden. Die Versuche des ersteren — er befaßte sich mit experimentellen Untersuchungen bei den Lepidopteren — besprach später 1920 *Goldschmidt* ausführlich. Er kam dabei zu dem Schluß, daß der Temperaturreiz in bestimmter Weise in genbedingte Entwicklungsabläufe eingreifen und sie so verschieben kann, wie sonst ein mutiertes Gen den gleichen Ablauf verschiebt. Die Beobachtung, daß bestimmte Modifikationen phänotyptisch mit bestimmten Mutationen übereinstimmen können, fand sich dann wiederholt in verschiedenem Zusammenhang in der Literatur, so bei *Timoféeff-Ressovski* (1926), *Guyenot* (1929) und *Goldschmidt* (1929). Als erster hat dann der *letztgenannte Autor* durch die systematischen Untersuchungen an der Drosophila versucht, diesem Problem auf den Grund zu gehen. In einer ausführlichen zusammenfassenden Arbeit *bezeichnete* er 1935 *Modifikationen, die bestimmte Mutationen phänotypisch kopieren, als Phänokopie der betreffenden Mutanten.* Der Begriff der Phänokopie hat sich seither eingebürgert und wird auch in der Wirbeltiergenetik verwandt.

Diese bei Wirbeltieren erzeugten Phänokopien, die man in Analogie zum Menschen setzen könnte, wurden für die allgemeine Teratologie von sehr großer Bedeutung. Die Frage nach den letzten Ursachen menschlicher Entwicklungsstörungen besonders schwerer und letaler Mißbildungen konnte nun schon durch verschiedene Hypothesen beantwortet und irrige Deutungen richtiggestellt werden. Beispielsweise fand das sog. „Versehen in der Schwangerschaft" *(Stokvis)* als ältester ätiologischer Erklärungsversuch, den auch Schwalbe noch ignorierte, als Stress seine naturwissenschaftliche Erklärung. (Psychischer Schock nach *Stieve* und Gedrosselte kindliche Blutzufuhr bei Schreck und seelischer Erregung nach *A. Mayer).* Dementsprechend konnten auch Anschauungen, die sich zu ausgeprägten Mißbildungstheorien entwickelt hatten, wieder korrigiert werden (Amnionstrangbildungen, angeborene Syphilis, Störungen der embryonalen Aufrollung nach *Jansen* u. a.).

a) Sauerstoffmangel

Wenn auch Anfang des Jahrhunderts von berufener Seite festgestellt wurde, daß stärkere Schwankungen der Sauerstoffzufuhr bei menschlichen Mißbildungen als Ursache ebensowenig in Betracht kommen sollten wie Temperaturschwankungen, so weiß man seit etwa 10 Jahren, daß gerade der Stauerstoffmangel auf die sich entwickelnde Frucht außerordentlich schädigend wirkt. Freiburger Wissenschaftler (*Büchner* u. Mitarb.) untersuchten die Entwicklung von Kalt- und Warmblütlern bei einem gezielten, d. h. genau bestimmbaren Sauerstoffmangel, den sie entweder durch ein verschieden prozentuales Sauerstoff-Stickstoff-Gemisch oder durch einen Aufenthalt der Versuchstiere in einer Unterdruckkammer erreichten. Gegenüber den normalen Kontrollgruppen ließ sich durch diese Behandlung eine allgemeine Entwicklungsverlangsamung nachweisen. Unter einem stärker gesteuerten Sauerstoffmangel traten dann aber charakteristische Entwicklungsstörungen auf, die teils zum Absterben der Früchte führten, teils Anlaß zu schweren Mißbildungen des Gehirns und der Kopfsinnesorgane wurden.

Über den Einfluß des Sauerstoffmangels auf die Säugetierentwicklung liegen weitere Experimente von verschiedenen Amerikanern vor. Besonders interessant ist hier, daß einige von ihnen gewissermaßen eine Stufenreihe von kleinsten Mutterkuchenresten über ausgesprochene Letaldefekte und Mißbildungen bis zu normal erscheinenden Würfen beobachteten. Unter anderem konnten 9 Jungmäuse mit Gaumenspalten beobachtet werden, deren Muttertiere am 14. Tage in der Schwangerschaft unter einem Sauerstoffmangel, der einem Luftdruck von 260 mm Quecksilber entspricht, standen *(Ingalls)*. In diesem Zusammenhang ist bemerkenswert, daß in den Versuchen anderer Amerikaner — sie setzten trächtige Mäuse in dieser kritischen Schwangerschaftsperiode unter Vitaminmangel — ebenfalls Gaumenspalten bei den Jungtieren gefunden wurden, ein Zeichen, daß sowohl Sauerstoff- wie auch Vitaminmangel unter der Voraussetzung gleichgerichteter Einwirkung denselben Einfluß besitzen können *(Warkany)*.

Diese verschiedenen Sauerstoffmangel-Versuche weisen in der Gesamtheit sehr ausdrücklich auf die große Bedeutung der Sauerstoffversorgung in der Frühentwicklung hin und legen es nahe, anzunehmen, daß auch beim Menschen dieser Sauerstoffmangel je nach Stärke und Zeitpunkt des Einwirkens zu Fehlgeburt, Mißbildung oder verzögerter Entwicklung führen kann. Hier ist besonders an Durchblutungsstörungen der Gebärmutterschleimhaut beim Eieinnistungsvorgang zu denken, ebenso wie Fälle von gewohnheitsmäßigen Fehlgeburten hierzu rechnen. Daß die gestörte Eieinlagerung, also beispielsweise Eileiterschwangerschaften, unter einem bestimmten Sauerstoffmangel stehen, ist bekannt. Hier in der Regel auftretende Fehlgeburten zeigten sogar bis zu 84 % Fehlentwicklungen *(Mall)*.

b) Virus- und andere Infektionskrankheiten während der Schwangerschaft

Neben dem bereits erwähnten Sauerstoffmangel, der durch lang anhaltende Regelblutungen während der Schwangerschaft gekennzeichnet sein kann, oder durch sogenannte unbedeutende Fehlgeburten, also plötzliche Blutungen im 3. oder 4. Monat ohne Abgang der Frucht, spielen mütterliche Infektionskrankheiten während der Schwangerschaft eine große Rolle.

Das trifft besonders für die Viruskrankheiten zu. Bekannt wurde diese Tatsache jedoch erst durch die 1941 in Australien gemachte Beobachtung über den Einfluß der Röteln auf die Schwangerschaft *(Gregg)*. Nach einer Röteln-Epidemie in einem Ort, in dem besonders die geschlechtsreifen Frauen befallen wurden, zeigte sich nach entsprechender Zeit eine auffallend hohe Fehlgeburten- und Mißgeburtenzunahme. Damit konnten erstmalig der Zusammenhang zwischen Virusinfektion und Mißgeburt geklärt und aus dem zeitlichen Auftreten der Infektion drei Stadien abgeleitet werden. Bekommt eine Frau in den ersten drei Wochen der Schwangerschaft heftige Röteln, kann eine Fehlgeburt eintreten. Erfolgt die Infektion in der vierten bis zehnten Woche, so sind Mißbildungen dieser Entwicklungsperiode zu erwarten. Spielt sich die Erkrankung gegen Ende der Schwangerschaft ab, so werden meistens angeborene Röteln die Folge sein. Diese Infektion ist nicht die einzige mißbildungsauslösende Krankheit. Masern, Mumps, Windpocken und andere Infektionskrankheiten können die gleiche Wirkung haben.

Zur Gruppe der äußeren Faktoren gehören auch unsere Untersuchungen, die sich mit der Frage beschäftigen, ob die Toxoplasmose imstande ist, primär Mißbildungen zu erzeugen. Die Toxoplasmose ist in der Veterinärmedizin schon lange bekannt. Sie hat malariaähnliche Erreger und wird bei den verschiedensten Tieren gefunden. Erst in den zwanziger und dreißiger Jahren wurden diese Krankheitserreger bei menschlichen Mißbildungen nachgewiesen und erst seit 1939 ist die Krankheit näher erforscht worden. Man unterscheidet eine akute und eine schleichende Form der Erkrankung. Während die erstere relativ selten ist und meist durch blutige Durchfälle, vielgestaltige Lungenentzündungen und Blutarmut gekennzeichnet ist, zeigt die schleichende Form, auch inaktive Form genannt, eine erheblich größere Häufigkeit. Die durchschnittlichen Angaben der normalen Bevölkerungs-Durchseuchung dieser schleichenden Infektionsform, die keinerlei besondere Schädigungen setzt, schwankt zwischen 5 und 60 %.

Die latente Toxoplasmose-Form ist aber von entschieden größerer Bedeutung, da die Erkrankung unbemerkt erfolgt und bei geschlechtsreifen Frauen erhebliche Auswirkungen haben kann. Man weiß heute sicher, daß die Mütter während der Schwangerschaft ihre Kinder infizieren können. Die Foeten machen dann, ebenso wie bei den Viruserkrankungen, eine Gehirnentzündung durch, so daß entweder der Fruchttod oder eine Fehlgeburt eintritt oder später ein mißgestaltetes Kind geboren wird. Die für die Toxoplasmose typischen Mißbildungen sind neben anderen Formfehlern, Wasserköpfe, Augenmißbildungen mit den typischen Verkalkungen des infizierten Bereiches im Gehirn. Durch eine Blutentnahme, wobei das Serum einem komplizierten Testverfahren unterworfen wird, kann man feststellen, ob der Betreffende durch diese Krankheit infiziert wurde. Bei der diesbezüglichen Untersuchung einer großen Anzahl von Spaltträgern, ihrer Mütter und Väter konnten wir feststellen, daß ein erheblich höherer Prozentsatz bei den spaltpositiven Personen gegenüber den Kontrollgruppen nachweisbar war.

Wenn diese Werte auch keineswegs für den ursächlichen Charakter dieser Erkrankung beweisend sind, so kann im Hinblick auf die vom Verfasser durchgeführten Tier-

Tabelle 1

Übersicht eigener Untersuchungen zur Feststellung Toxoplasmose-seropositiver Spaltträger und ihrer Eltern

	Fallzahl	Sabin-Feldman sero-positiv
Spaltträger (vorwiegend Kinder)	1308	45,1 %
Kontrollkinder	504	21,6 %
Spaltträger Mütter	1054	59,1 %
Spaltträger Väter	513	52,2 %
Kontroll-Erwachsene	1002	35 %

experimente gesagt werden: Auch die Toxoplasmose ist einer der äußeren Faktoren zur Mißbildungsentstehung.

Ausgehend von den obigen Werten versuchten wir, das klinische Merkmal nachzuahmen, indem geschlechtsreife Mäuse und Ratten, Männchen und Weibchen, mit den Infektionserregern, also den Toxoplasmen, infiziert wurden. Nach Angehen der In-

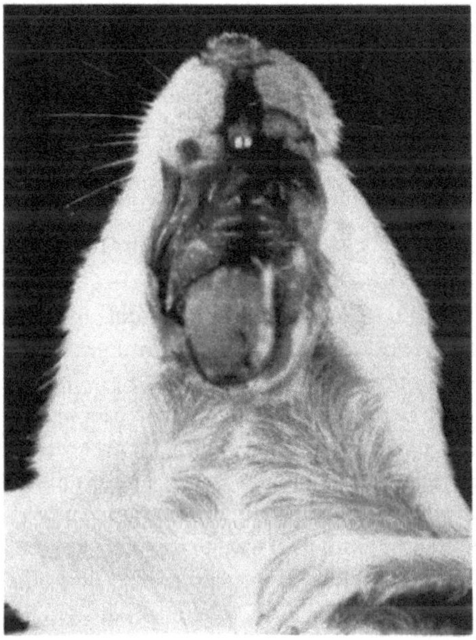

Abb. 4
Mediane Gaumenspalte bei einer Maus. Diese Mißbildung wurde künstlich durch Infektion der Elterntiere mit Toxoplasmen hervorgerufen.

fektion wurden die Tiere zum Erzeugen kontrollierbarer Schwangerschaften zusammengesetzt. Die klinisch völlig gesunden Mäuse- und Rattenweibchen — sie waren latent an Toxoplasmose erkrankt — warfen in einem bestimmten Prozentsatz mißbildete Junge, wobei ebenfalls Lippen- und Gaumenspalten beobachtet werden konnten (Abb. 4).

Gestützt auf die Ergebnisse unserer Untersuchungen, die den gefährlichen Charakter der latenten Toxoplasmose veranschaulichen, *empfehlen wir das Einführen von entsprechenden Testverfahren in den Schwangerschaftsberatungsstellen,* um die subjektiv beschwerdefreien Mütter zu erfassen und der Verhütung zuzuführen.

c) Mangelernährung

Seit langem ist bekannt, daß das Kind im Mutterleib erhebliche Energien beansprucht, die die Mutter nur durch die Aufnahme ausreichender Nahrungsmittel aufzubringen in der Lage ist. Nicht umsonst hat man die wachsende Frucht oft als den rücksichtslosen Räuber an der Gesundheit der Mutter bezeichnet. Es ist ein Naturvorgang, daß das wachsende Kind die entsprechenden Körperbausteine dem mütterlichen Organismus entnimmt. Daher kann die Schwangerschaft (in vielen Fällen) ein für die Mutter schwächender und gesundheitsgefährdender Zustand sein.

Eine Mangelernährung, insbesondere eine einseitige, vitaminarme Kost, begünstigt das Entstehen von mißbildeten Kindern. Umfangreiche Untersuchungen an KZ-Insassinnen nach dem Kriege haben wichtige Aufschlüsse gegeben. Durch Tierversuche war zwar schon in den dreißiger Jahren der Nachweis erbracht worden, daß ein Vitamin-A-Mangel zu Hasenscharten und Wolfsrachen führt, doch erst im Zusammenhang mit den großen KZ-Untersuchungen an schwangeren Frauen und späteren tierexperimentellen Versuchsreihen im letzten Jahrzehnt konnte einwandfrei geklärt werden, daß die verschiedensten Vitaminmangelerscheinungen teilweise zu Sterilität, Fehlgeburt oder Frühgeburt bzw. zu mißbildeten Kindern führte. Die kritische Phase bei den Rattenversuchen (Warkany) war ebenfalls wie bei den Sauerstoffmangelerscheinungen der 13. und 14. Tag, was dem 2. bis 4. Monat der menschlichen Schwangerschaft entspricht. Es zeigt sich also immer wieder, daß für die exogenen äußeren Schadensmöglichkeiten eine bestimmte Einwirkungszeit erforderlich ist.

d) Strahlenschäden

Daß Keimschäden durch Röntgenstrahlen, insbesondere jedoch durch radioaktive Substanzen möglich sind, ist uns durch die Atombomben-Auswirkung, ebenso wie durch viele andere experimentelle Untersuchungen bekannt geworden. Die Analogie zwischen Tierversuchsanordnungen und ihren Beziehungen zum Menschen konnte hier jedoch erstmalig erbracht werden. Lange vor den Atomexplosionen fanden verschiedene Wissenschaftler bei Anwendungen von Röntgenstrahlen während des 9. bis 11. Tages der Rattenschwangerschaft augen- und kiefermißbildete Junge und verschiedene Formen von Hirnmißbildungen. Die gefährlichen Auswirkungen der Atombombenexplosion, die genau untersucht und überwacht wurden, brachten eine erhebliche Steigerung der Mißgeburten mit sich. Die Untersuchungen, über die ein Hebammenkongreß in Nagasaki berichtete, zeigten ein dem oben erwähnten Tierversuch entsprechendes Bild. Auch hier standen die Schädel- und Gesichtsmißbildungen einschließlich der abwegigen Zahnentwicklung im Vordergrund. Sie bewiesen, daß die Strahlenempfindlichkeit der Geschlechtszellen so hoch ist, daß bei Einwirkung radioaktiver Strahlen Mißbildungen entstehen können.

Demgegenüber sind in letzter Zeit auch von Ärzten beunruhigende Berichte über den Zusammenhang von Mißbildungen und Atom- bzw. Wasserstoffbombenversuchen in der Tages- und Illustriertenpresse erschienen. Zweifellos hat die medizinische Auswertung der Atombombengeschädigten in Hiroshima und Nagasaki fürchterliche Ergebnisse gezeitigt — so fanden sich unter 30 150 neugeborenen Kindern in den ersten 9 Jahren nach dem Bombenabwurf neben 471 Totgeburten und 181 vorzeitig unterbrochenen Schwangerschaften 3630 Mißgeburten. Eine so hohe Prozentzahl ist bisher noch nie gefunden worden und bedeutet eine Steigerung der Mißgeburtenrate von etwa 2 % auf 10 bis 12 %. Doch aus dieser Tatsache lassen sich nicht ohne weiteres Analogien ableiten, besonders dann nicht, wenn Untersuchungen an einem großen Patientenmaterial fehlen. Auf Grund einer „auffallenden Häufung von Mißbildungen bei menschlichen Neugeborenen in Oberfranken in der Zeit zwischen 1. April bis 15. November 1957“ und dem Versuch einer Konstruktion zwischen A- oder H-Bombenversuchsexplosionen und den Konzeptionsterminen der Mütter mißbildeter Kinder darf man keineswegs medizinisch-wissenschaftlich fundierte Mutmaßungen aussprechen. Sie wirken beunruhigend auf die Gesamtbevölkerung, die natürlich nicht weiß, daß dieser Mitteilung nur die Mißgeburtenerhöhung von 12 Fällen auf 29 Fällen in *einer* Klinik zugrundegelegt wurde.

Dennoch darf man die Tatsache der Schadensmöglichkeit als Früh- oder Spätfolge von Strahlenenergie nicht unterschätzen. Das heißt für uns: Vorsicht bei Röntgenbestrahlungen und -aufnahmen unter der Schwangerschaft!

e) Mechanische Faktoren

Noch vor 50 Jahren wurden als mechanische Momente Eihaut-Abschnürungen, d. h. jene durch die pathologisch bedingten Einstülpungen und Abschnürungen des Fruchtsackes zustandegekommenen Mißbildungen, an erster Stelle genannt. Heute weiß man, daß sie jedoch relativ selten Mißbildungen erzeugen.

Im Mittelalter wurden die Entstehungsmomente im unvorschriftsmäßigen Verhalten der Frau gesucht, z. B. schlechte Haltung, Tragen von zu engen Kleidungsstücken — diese Ansichten gehören aber wie die Begründung durch eine einfache Lageveränderung der Gebärmutter weitgehend der Medizingeschichte an. Dagegen können krankhafte Gebärmutterveränderungen, wie z. B. eine doppelte oder zu kleine Anlage Verformungen des Kindes hervorrufen.

f) Psychische Traumen

Mit diesem Kapitel wenden wir uns einem der umstrittensten Themen der Medizin zu. Die Schulmeinungen wiesen im Laufe der Zeit erhebliche Schwankungen auf. Wenn auch der Mediziner ein „Versehen“ der Mutter als Mißbildungsursache ablehnt, so weiß der Volksmund immer wieder über die Folgen von Schreckmomenten in der Schwangerschaft zu berichten. Ob das die Hasenscharte oder das Feuermal sind, der Glaube an psychogene Schreckmomente in der Schwangerschaft und an ihre Mißbildungsursache blieb bestehen. Als 1940 ein Holländer *(Stokvis)* ein umfangreiches Buch über das Versehen in der Schwangerschaft schrieb, wurde dieses Werk umstritten aufgenommen. Wer jedoch mit Eltern von deformierten Kindern zu tun hatte, wird sich nicht des Eindrucks erwehren können, daß hinter diesen Schreckmomenten und der jeweiligen Mißbildung ein vielleicht scheinbarer Zusammenhang besteht. Wie aus Tab. 2 zu ersehen ist, sind wir bei unseren Untersuchungen dieser Frage besonders nachgegangen.

Es gibt sehr viele Mütter, die die jeweiligen Schreckmomente — „plötzlich schoß ein Hase auf mich“, „ein Kaninchen erschrak mich so, daß ich die Hand vor den Mund schlug", „ich beugte mich über den Kinderwagen und sah erschrocken ein Hasenscharten-Kind" — in den 7., 8. und 9. Schwangerschaftsmonat verlegen. Hier wird man dem Kausalitätsbedürfnis des Menschen Rechnung tragen müssen, denn in dieser Zeit ist das werdende Kind schon so weit ausgereift, daß durch wirkliche Schreckmomente nur Fehl- oder Frühgeburten zustandekommen, jedoch keine Mißbildungen auftreten können. Wenn dagegen beispielsweise eine Mutter angibt, sie wäre 1945 mit dem damaligen KdF-Dampfer „Wilhelm Gustloff" aus Danzig geflohen, habe den bekannten Bombenangriff und die Schiffshavarie durchgemacht, und sei erst nach 36 Stunden von einem treibenden Floß auf der Ostsee gerettet worden, so kann ein solches Trauma, welches in der 6. Schwangerschaftswoche eingewirkt hat, durchaus als auslösendes Moment für eine Mißbildung (in diesem Fall eine totale Lippen-Kiefer-Gaumenspalte) angesehen werden. Hier haben wir eine echte Parallele zu dem „Versehen", zu jenen wirklichen Schreckmomenten, die Mütter im Beginn der Schwangerschaft überfallen und von denen wir heute wissen, daß sie in Zusammenhang mit Mißbildungen stehen.

Erst vor kurzer Zeit wurde von amerikanischer Seite ein Problem gelöst, welches von einem großen deutschen Anatomen *(Stieve)* während des letzten Krieges berührt wurde. An den Geschlechtsorganen und den Nebennieren hingerichteter Frauen fanden sich ganz bestimmte Veränderungen, die besagen konnten, daß ein Schreckmoment eine Hormonausschüttung bewirkt, die ihrerseits zu verschiedenen Störungen Anlaß geben kann. Da hierbei der Nebennierenrinde und ihrem Hormon, dem Cortison, eine große Rolle zukommt, haben verschiedene Amerikaner tierexperimentelle Untersuchungen durchgeführt, die zeigten, daß dem Hormon — es wird beim Schreck im Übermaß produziert — eine mißbildende Tendenz zukommt. Da das Cortison besonders eine bindegewebshemmende Wirkung besitzt, injizierten *Fraser* und *Fainstat* dieses Hormon verschiedenen Tieren in der kritischen Zeit, in der sich der primitve Gaumen verschließt. Sie verabfolgten Kaninchen, deren Gaumen sich am 19. bis 20. Schwangerschaftstag schließt, vom 14. Tage der Schwangerschaft eine bestimmte Dosis Cortison und konnten unter 35 Jungen 17 Gaumenspalten nachweisen.

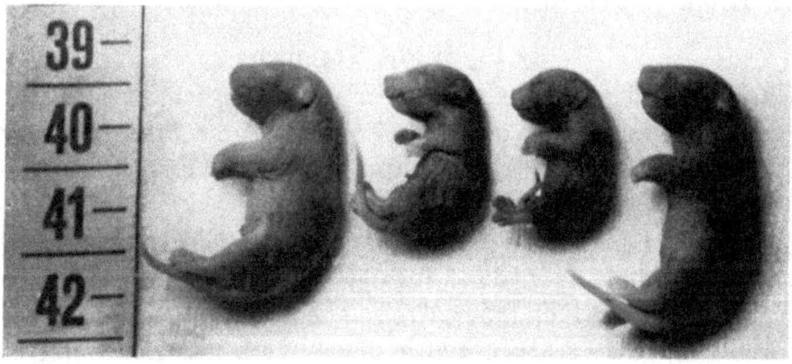

Abb. 5

Zwerg- und Kümmerwuchs bei neugeborenen Ratten, deren Elterntiere mit dem Hormon der Nebennierenrinde (Cortison) behandelt wurden. Die Kontrolltiere geben den erheblichen Größenunterschied zur Zeit des Wurfes wieder.

Der Verfasser hat mit *Chryssikopulos* diese Versuchsbedingungen erweitert und feststellen können, daß bei der Nachkommenschaft von Mäusen bis zu 15,8 % Fehlbildungen auftreten, wenn die Hormonzufuhr um den Zeitpunkt der Empfängnis erfolgt (Abb. 5). Es entstanden sogar noch 4,4 % Mißbildungen, wenn vor der Schwangerschaft eine größere Hormongabe verabfolgt worden war. Auf Grund dieser experimentellen Untersuchungen und der bekannten Tatsache, daß bei Schreck- oder Schockmomenten eine Anpassung des Körpers durch bestimmte Hormonregulierungen eintritt, können heute die verschiedenen Anschauungen erklärt werden, die zwischen der Fehlbildungsentstehung und der Schockwirkung innerhalb der ersten vier Schwangerschaftsmonate bestehen.

g) Seltene Schäden

Unter der Rubrik der äußeren Schadensmöglichkeiten sind die verschiedensten Phänokopien zusammengefaßt, also jene Faktoren, die in einem geringen Prozentsatz zu Fehlbildungen führen. Wenn man den Berufsgasen als Schadensmoment im Hinblick auf die moderne Arbeitsschutzgesetzgebung nur noch geringe Rechnung tragen muß, so kommen beispielsweise den chemischen und mechanischen Abtreibungsversuchen, ebenso der Verwendung verschiedener antikonzeptioneller Mittel größere Bedeutung zu. Während die ersteren Momente verständlicherweise eine hohe Quote an Fehlformen mit sich bringen, sind die empfängnisverhütenden Mittel im allgemeinen weniger gefährlich. Hier spielen individuelle chemische Schwankungsbreiten eine gewisse Rolle, die in seltenen Fällen jedoch auch Reaktionen im Sinne einer Schadensmöglichkeit auf die Frucht ausüben können.

Wie in der Tabelle 2 niedergelegt ist, haben wir nun auf Grund unseres großen Krankenmaterials versucht, die verschiedensten Schadensmöglichkeiten zu erfassen, die zur Entstehung der Hasenscharten und Wolfsrachen geführt haben mögen. Entsprechend dem oben angegebenen Schema unterteilen wir wieder in

1. Innere Faktoren

a) Erblichkeit
b) dysplasmatische Momente

2. Äußere Faktoren

a) Phänokopien
b) psychische Traumen

3. Ohne Anhalt für Entstehungsursache

Tabelle 2*)

I. *Innere Faktoren*

a) Erblichkeit	15,1 %
b) dysplasmatische Momente	
1. Eierstocksveränderungen	1,0 %
2. Entbindungsalter über 40 Jahre	6,7 %
3. Schwangerschaft in den Wechseljahren	0,5 %
4. Zwillingsschwangerschaften	1,3 %
5. Gewohnheitsmäßige Fehlgeburten	1,9 %
6. Rh.-Faktor und Sonstiges (schwere Lageveränderungen der Gebärmutter)	0,4 %

II. *Äußere Faktoren*

a) Phänokopien	
1. Berufsgase	0,4 %
2. Sauerstoffmangel (akuter)	2,7 %
3. Regelblutungen inter grav.	5,1 %
4. Abortus imminens	1,7 %
5. Traumen	3,7 %
6. Abtreibungsversuche a) mechanisch	1,2 %
b) chemisch	1,8 %
7. Chemische Antikonz.	1,6 %
8. Strahlenschäden	0,25 %
9. Hormone	1,2 %
10. Virusinfektionen im Beginn der Schwangerschaft	3,4 %
11. Toxoplasmose (positive Sero-Farbteste)	6,7 %
12. Mangelernährung im Beginn der Schwangerschaft (teilweise Kriegszeit)	2,7 %
13. Familiärer Diabetes	0,25 %
b) Psychische Traumen	
1. Zur richtigen Zeit mit entsprechendem Grund	4,5 %
2. Allgemeiner Schreck (fraglich)	10,9 %
3. Bombenangriffe	1,8 %

III. *Ohne Anhalt für Entstehungsursache* .... 23,2 %

Wir sind uns selbstverständlich darüber im klaren, daß diese Angaben nur als *Schadensmöglichkeiten* zu werten sind, die eine Mißbildung erzeugen können. Dennoch gibt uns die Statistik, wie die vorstehenden Ausführungen zeigten, einen Überblick der anamnestischen Erhebungen. Auch die tierexperimentellen Untersuchungen und ihre Ergebnisse geben einen gewissen Anhalt und erweitern unseren Blick über die Entstehung der Mißbildungen.

*) Diese Übersicht bezieht sich auf Untersuchungen bis zum 30. 6. 1960. Bis zu diesem Datum sind die anamnestischen Erhebungen von insgesamt 2474 Spaltträgern ausgewertet worden.

III. Kausale Genese (Entstehungsmechanismus)

Nachdem die verschiedenen Gründe aufgeführt worden sind, die zu einer Mißbildungsentstehung führen können, soll eine kurze Abhandlung über die anatomische Entstehungsmöglichkeit von Hasenscharten und Wolfsrachen orientieren.

Es gibt eine Vielzahl von Formen dieser Mißbildungen, doch geht ihr Entstehungsmechanismus immer wieder auf dieselben Prinzipien zurück. Das Zustandekommen von Lippen- und Gaumenspalten ebenso wie alle übrigen Gesichtsspalten ist abhängig von der Gesichtsentwicklung des menschlichen Embryo. Diese fällt bereits in die ersten Lebenswochen und ist Ende des ersten Monats bereits deutlich wahrnehmbar. Mit der achten Woche, in manchen Fällen auch schon früher, ist die Entwicklung des Gesichts abgeschlossen. Daher wird als kritische Zeit für die Entstehung der Gesichtsspalten die vierte bis achte Entwicklungswoche angenommen. Das ist von besonderer Bedeutung, da Eltern oftmals einen Schreck oder ein anderes seelisches Trauma im fünften oder sechsten Schwangerschaftsmonat für die Entstehung der Mißbildung ihres Kindes verantwortlich machen. Zu dieser Zeit ist die Gesichtsbildung völlig abgeschlossen; deshalb können zu diesem Termin keinesfalls Hasenscharten oder Wolfsrachen entstehen. Dagegen ist die Zeit der frühen Schwangerschaft besonders gefährdet, da während der komplizierten Furchungsvorgänge zur Bildung des Gesichts infolge verschiedener Schadensmöglichkeiten Störungen des Entwicklungsablaufs eintreten können. Die neue Forschung hat gezeigt, daß hier sehr minutiöse Vorgänge ablaufen, deren Fehlentwicklung meistens infolge eines gestörten Gleichgewichts zwischen Epithel und Bindegewebe zustandekommen.

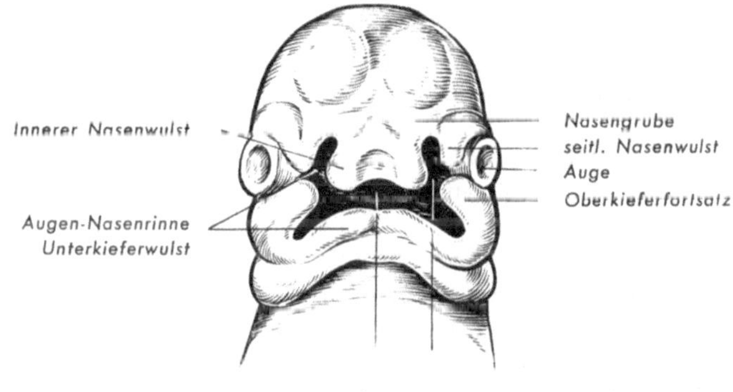

Abb. 6 Kopf eines Embryo von 8 mm Nackensteißlänge. Hier sind schematisch die sogenannten Gesichtsfortsätzen angegeben, die wir nach neuesten Erkenntnissen als Wülste bezeichnen (nach *His*).

Die klassische Theorie zur Entstehung von Gesichtsspalten *(His)* ist dagegen einfacher. Sie geht davon aus, daß zur Bildung des Gesichtes sich verschiedene Fortsätze entwickeln, die sich aneinanderlagern und sich im Laufe der Entwicklung verschließen. Entweder ein äußerer oder innerer Schaden soll den Verschluß einer solchen primär angelegten Spalte zwischen den verschiedenen Gesichtsfortsätzen verhindern und so eine Mißbildung bewirken (Abb. 6).

An Hand einer Abbildung soll dies verständlich gemacht werden. Auf dem nebenstehenden Schema können wir die verschiedenen Nasen-, Oberkiefer- und Unterkieferwülste sowie Mundbucht und Nasenrinne unterscheiden. Man glaubte früher, daß der normale Verschluß dieser primär angelegten Spalten ausbleibt. So sollte beispielsweise die zwischen dem Oberkieferwulst und dem medialen Nasenwulst während der Entwicklung vorhandene Spalte durch eine „Entwicklungshemmung" nicht verschlossen werden, so daß im seitlichen Oberlippenanteil eine Lippenspalte, also eine Hasenscharte, entsteht.

Heute wissen wir, daß diese Fortsätze lediglich Gesichtswülste darstellen, die an ihrer Oberfläche infolge der Auflösung der Epithelmauern miteinander verschmelzen *(Töndury)*. Kommt es aber durch einen der genannten Schäden (Sauerstoffmangel, Schockzustände usw.) zu einer Bindegewebsschwäche, dann bleiben die Epithelmauern erhalten, und es resultiert eine foetale Gesichtsspalte *(Fleischmann, Hochstetter, Veau)* (Abb. 7).

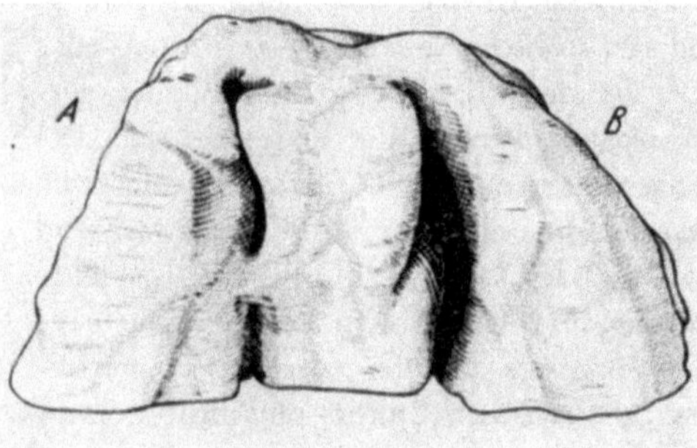

Abb. 7 a

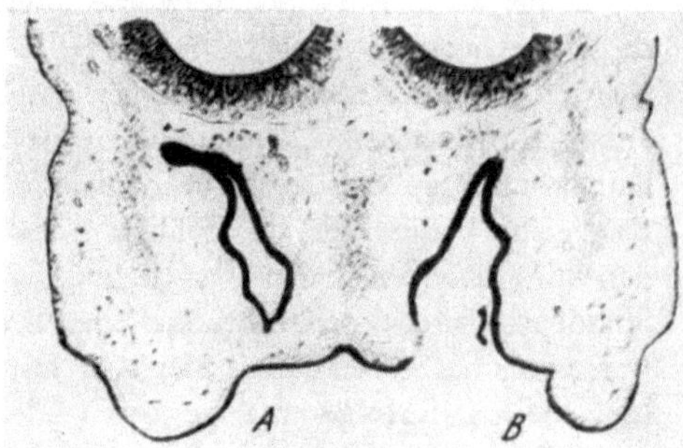

Abb. 7 b

Abb. 7

Hundekeimlinge von 14 mm. Abb. 7 a zeigt das Modell des primären Gaumens, während 7 b den Querschnitt des primären Gaumens aufzeigt. Hier deutet sich die Entwicklung einer vollständigen Hasenscharte an (nach *Veau)*.

So komplizierte Vorgänge bestimmen also schon im frühesten Stadium der Schwangerschaft die Entwicklung, daher kann beispielsweise ein hormonales Übergewicht im mütterlichen Organismus das Gleichgewicht stören und damit zu Mißbildungen führen. So berichteten kürzlich einige Amerikaner über den Zusammenhang von Hormoninjektionen in der frühen Schwangerschaft und späterer Mißbildung. Beispielsweise wies das Kind einer Frau einen Wolfsrachen auf, die in der frühen Schwangerschaft in hohen Dosen Nebennierenrindenhormone (Cortison) erhalten hatte. Da wir wissen, daß das Cortison das auslösende Moment für eine Bindegewebsschwäche darstellt, ist diese Mißgeburt nach Nebennierenrindenhormon-Injektionen verständlich. Gleichzeitig beweist es, ebenso wie die tierexperimentellen Ergebnisse von *Fraiser, Fainstat, Chryssokopulos* und *Gabka,* daß die neue Anschauung über den Entstehungsmechanismus der Hasenscharten zu Recht besteht und die jahrhundertelange ätiologische Komponente des Versehens ebenfalls seine Erklärung gefunden hat.

Ohne auf die komplizierten Vorgänge im einzelnen einzugehen, kann man also zusammenfassend mit den Worten *Wolfgang Rosenthals* sagen: „Es ist klar, daß sich aus der mangelhaften Entwicklung oder aus dem Ausbleiben der Verschmelzung der verschiedenen Bildungselemente das Zustandekommen der mannigfachen Spaltbildungen erklären läßt; bleibt die Vereinigung des mittleren Nasenfortsatzes (-wulstes) und des Oberkieferfortsatzes (-wulstes) aus, und beschränkt sich die bindegewebige Hemmung auf den Lippenteil, so ergibt sich eine Hasenscharte; kommt die Verlötung des in drei Teilen angelegten Mundbogens nicht zustande, so entsteht eine Kieferrandspalte; finden sich die Oberkieferfortsätze (-wülste) gegenseitig und die Nasenscheidewände nicht, so entwickelt sich ein Wolfsrachen. Störungen in der Vereinigung des seitlichen Nasenfortsatzes (-wulstes) mit dem Oberkieferfortsatz (-wulst) im Bereiche der Augennasenrinne lassen das Zustandekommen der schrägen Gesichts- und Wangenspalte, mangelhafter Verschluß zwischen den Oberlippenteilen des Oberkieferfortsatzes (-wulstes) und den Unterkieferfortsätzen (-wülsten) das der queren verständlich werden."

IV. Häufigkeit

Wenn auch in letzter Zeit der Eindruck entsteht, daß die Häufigkeit der Spaltbildungen in den letzten Jahrzehnten, insbesondere nach den Hungerjahren der beiden Weltkriege, zugenommen hat, ist nach den bisher vorliegenden großen Statistiken eine ungefähr gleich große Häufigkeit bei Hasenscharten und Wolfsrachen nachzuweisen. Der Anschein der größeren Frequenz dieser Spaltbildungen wird wahrscheinlich auf die bessere Organisation des Gesundheitswesens zurückzuführen sein. Um das besser zu veranschaulichen, folgen einige Vergleichswerte:

Tabelle 3

Häufigkeitsangaben über das Auftreten von Gesichtsspalten

Rußland *(Frobelius)*	118 : 180 000	1 : 1525	(1867)
England *(Rischbieth)*	39 : 67 945	1 : 1742	(1908)
Amerika *(Warren-Davis)*	24 : 28 085	1 : 915	(1924)
Frankreich *(Peron-Veau)*	106 : 100 889	1 : 942	(1929)
Deutschland *(Schröder)*	28 : 34 000	1 : 1214	(1931)
Deutschland *(Günther-Rosenthal)*	102 : 102 834	1 : 1000	(1931)
Holland *(Sanders)*	16 : 15 270	1 : 954	(1934)
Schweden *(Edberg)*	28 : 27 000	1 : 960	(1939)
Dänemark *(Fogh-Andersen)*	193 : 128 306	1 : 665	(1939)
Deutschland *(Haym)*	107 : 100 000	1 : 935	(1950)

Wir sehen also, daß die Statistiken der letzten 100 Jahre ungefähr gleich hohe Zahlen aufweisen. Auf rund 1000 Geburten kommt je eine Spaltbildung, und zwar handelt es sich hier um die typische Hasenscharte bzw. Wolfsrachen. Das gleiche trifft auch für den Klumpfuß zu.

Die immer wieder auftretenden Berichte in der letzten Zeit über eine Zunahme der Mißbildungen veranlassen uns, kurz diese Frage zu streifen. Die ersten exakten Berichte über das Ansteigen der Mißgeburten nach dem zweiten Weltkrieg brachten *Aresin, Gesenius, Klebanow, Nowak* u. a. Übereinstimmend berichten diese Autoren über eine Zunahme der schweren Hirnschädelmißbildungen und des Zentralnervensystems. Die anderen Mißbildungen — so auch Hasenscharte und Wolfsrachen — sollen durch die Kriegs- und Nachkriegseinwirkungen unbeeinflußt geblieben sein. Eine sehr umfangreiche Statistik, deren Werte allgemeine Beachtung verdienen, wurde auf Veranlassung von *Gesenius* für Berlin und Umgebung errechnet *(Eichmann)*. Insgesamt wurden dabei 474 950 Geburten verwertet. Die dabei gefundene Anzahl von 3160 Mißgeburten bestätigt nur die Zunahme der Mißbildungen des Zentralnervensystems. Interessant ist, daß diese Zusammenstellung wahrscheinlich macht, daß gerade solche Mütter Mißgeburten des Nervensystems hatten, die in gewissen Zeiten durch eine Eierstockstörung zusammen mit den sonstigen Belastungen der Kriegs- und Nachkriegsperiode zu Menstruationsstörungen neigten. Die in dieser Arbeit unterteilten weiteren Mißbildungen, wie Hasenscharte, Wolfsrachen, Klumpfüße usw. zeigten gegenüber den Angaben der Weltliteratur keine wesentlichen Veränderungen, so daß man die oben angegebenen Zahlen berücksichtigen muß. Wenn auch in letzter Zeit gerade über die Tagespresse Nachrichten kommen, die einen Zusammenhang zwischen Mißbildungen und Atombombenversuchen zu konstruieren versuchen, so müssen wir wegen ungenügend fundierter Untersuchungen jede Spekulation zurückweisen, die eine eventuelle Erhöhung der Hasenscharten- und Wolfsrachengeburten propagiert.

Da jedoch die Spaltung des weichen Gaumens relativ häufig übersehen wird, kann man die Verhältniszahl des Auftretens einer Hasenscharte oder eines Wolfsrachens zur Normalbevölkerung mit ungefähr 1:900 festlegen.

Eine wichtige Tatsache bezüglich der Häufigkeit von Gesichtsmißbildungen darf auch nicht übersehen werden: Nämlich die in den letzten 10 Jahren erfolgten Fortschritte auf dem Gebiet „Lippenspaltenchirurgie". Sie führen unmittelbar zu kosmetisch weitgehend besseren Resultaten, damit zu einer leichteren Anpassungsfähigkeit an die Gesellschaft und münden nicht zuletzt in einer Ehe. Die hereditär belasteten Elternteile vergrößern somit allmählich den Prozentsatz der Gesamtspaltträger, wenn Lebensalter und -dauer berücksichtigt werden.

V. Geistige und körperliche Beurteilung der Spaltträger

Bei der geistigen Beurteilung der Hasenscharten- und Wolfsrachenträger muß man sich zuerst immer von den traditionsgebundenen Überlieferungen lösen. Zweifellos steht auch heute im modernen Zeitalter jeder Mensch unter einer seelischen Belastung, wenn ihm ein schwer mißbildeter Mensch entgegentritt. Nicht nur die körperliche, oft ästhetische Störung ist es, die viele Menschen abschreckt, vielmehr ist es das überlieferte Gefühl einer Minderwertigkeit, das manchen Mißbildungen anhängt. Die Anschauungen über die verschiedenen Krankheitsarten sind im Menschen sehr fest verwurzelt. So wird eine Kriegsverletzung oder ein Unfallschaden oft als ehrenhaft betrachtet. Eine akute Lungenentzündung wird Besorgnis auslösen, eine Geschlechtskrankheit dagegen als unehrenhaft lieber verschwiegen. Ganz anders ist es bei den angeborenen Mißbildungen.

Selbst bei hochgebildeten Menschen werden sie oftmals noch jenes Gefühl der Minderbewertung auslösen, das höchstens durch ein gewisses Mitleid ausgeglichen wird. Daß man hierbei auf mittelalterlichen Grundsätzen basiert, empfindet auch der heutige Mensch nicht. Denken wir nur an moderne Autoren, wie *Graham Greene* u. a., bei denen Hasenschartenträger zu kriminellen Elementen werden. Anders geht es denjenigen, die sich laufend mit den Mißbildeten beschäftigen. Gerade die Ärzte, Fürsorgerinnen, Schwestern, Lehrer und nicht zuletzt die Eltern bemerken ganz objektiv, daß das mißbildete Kind zwar bestimmte körperliche Abwegigkeiten aufweist, sonst aber absolut gesund ist und fast immer einer normalen Körperentwicklung entgegengeht.

Demgegenüber wurde oft aber von einer Minderbewertung der Spaltbehafteten gesprochen. Die Wissenschaft hat sich daher schon lange darum bemüht, eine Klärung in dieser Hinsicht zu erreichen. So sind auch verschiedene Arbeiten zur Frage der Vergesellschaftung der Spaltbildungen des Gesichts und der Kiefer mit anderen körperlichen und geistigen Fehlbildungen erschienen.

Tabelle 4

Übersicht zur Frage der Vergesellschaftung von Gesichtsspaltbildungen mit anderen körperlichen und geistigen Fehlbildungen

Autor	Fallzahl	Weitere Mißbildungen	Prozentzahl
Haugk	555	20	3,6 %
Rosenthal	414	30	7 %
Lange	283	40	14 %
Birkenfeld	204	65	31,8 %
Gerke	503	199	37,6 %
Haym	413	8	2 %

„So wurden oftmals — wir zitieren hier *Gerke* — als begleitende Mißbildungen fast alle geläufigen und auch selten auftretenden Mißbildungen bezeichnet, die teilweise in keinerlei erkennbaren Beziehungen zueinander standen. Andererseits war aber auch eine Häufung genetisch ähnlicher Mißbildungen, wie z. B. ein gehäuftes Auftreten von Spaltbildungen gerade im Gesichts-Kieferbereich an ein und demselben Mißbildeten ebenso wie in dessen Sippe bekannt und bereits beschrieben.

In neuerer Zeit haben verschiedene Autoren über die Vergesellschaftung der Lippen-Kiefer-Gaumenspaltenträger mit Extremitätenmißbildungen berichtet. Gelegentlich werden auch kurze Angaben über gleichzeitiges Vorliegen von geistigen Störungen gemacht. *Schröder* fand Geisteskrankheiten erheblich seltener als körperliche Anomalien und stets bei Personen mit hochgradigen Spaltbildungen. *Pagnamenta* spricht von einer gewissen psychischen Debilität der Lippen-Kiefer-Gaumenspalten in 25 % des Krankengutes von *Monnier,* während *Veau* und *Borel-Maysonny* 1 % Idioten, 5 % Schwachsinnige und 60 % geistig Zurückgebliebene unter den von Veau operierten Patienten beobachteten.

Vornehmlich *Krebs* — offensichtlich sehr stark tendenziös gefärbt — gibt in seinen Sippschaftstafeln neben gleichzeitigen anderweitigen Mißbildungen und Anomalien auch Geisteskrankheiten an und fand, daß in *30 % aller Fälle* der Proband ein oder mehrere Male *sitzengeblieben oder Hilfsschüler* war. Eine sehr ausführliche Studie über den Lebenslauf und das Schicksal des Kranken in der Vorschulzeit und in der Schulzeit, in Lehre und Beruf, über soziale Stellung und Fortkommen im späteren Leben ist von *Häntschel* herausgebracht. Er gibt u. a. an, daß 11,7 % aller Lippen-Kiefer-Gaumenspaltträger mit geistigen Fehlern behaftet waren, daß ferner ein Fünftel seiner Fälle in ihrer Verwandtschaft durch von der Mißbildung abhängige, überwiegend erbliche Komplikationen belastet sind, 43,2 % der Lippen-Kiefer-Gaumenspaltenträger waren unterdurchschnittlich begabt, 26,5 % Sitzenbleiber und meist schwachsinnige Hilfsschüler, 75,8 % der Fälle waren in ihrem Fortkommen behindert und mehr als die Hälfte der verheirateten Spaltträger mit ausgesprochen minderwertigen Ehepartnern verbunden."

Gerke hat nun ähnlich den *Häntschel*schen Erhebungen umfangreiche Untersuchungen durchgeführt und neben den Spaltträgern selbst die Eltern der Mißbildeten untersucht und weiteren Einblick in die Familienverhältnisse gewonnen. Dabei stellte er fest, daß bei den 503 untersuchten Spaltträgern noch 199 weitere Anomalien oder erhebliche Erkrankungen gefunden wurden (37,6 %). Ferner wiesen 48 Patienten geistige Defekte mehr oder weniger schweren Ausmaßes auf (9,5 %) und 35 Kinder besuchten die Hilfsschule (6,95 %).

Obwohl diese Zahlen auf Grund unserer Erfahrungen sehr hoch liegen, muß man die umfangreiche Arbeit *Gerkes* bewundern, da er über 13 000 Personen begutachtet hat. Er hat dementsprechend auch alle Abnormitäten, aber auch alle noch im Normbereich vorkommenden Anomalien bei seiner Aufstellung mitgezählt (Zangengeburt, Geburt durch Kaiserschnitt, Nabelschnur verwickelt, Epilepsie, Hodenbruch, eingezogene Brustwarzen, Facialislähmung, Progenie usw.; bei der Mutter sind sogar die Fehl- und Frühgeburten mitgerechnet worden und beim Vater die Tuberkulose und bösartige Tumoren). Es ist daher kein Wunder, wenn Gerke so hohe Zahlen erzielt. Wenn *Krebs* aber die Zahl von 30 % geistiger Schäden bei Fällen von Hasenscharten und Wolfsrachen angibt, ist das auf Grund unserer großen Erfahrungen völlig unverständlich.

Bis vor kurzer Zeit stand man also einer Situation gegenüber, die dadurch gekennzeichnet war, daß man die traditionsgebundene Minderbewertung innerhalb der Spaltträger wissenschaftlich fundierte. Da auch *Gerke* als bekannter Fachmann weitgehend dieser These, zumindest im Hinblick auf die Vergesellschaftung körperlicher Schäden, zustimmte, hat sich die *Rosenthalsche Schule* mit diesem Thema eingehend befaßt. So haben vor allem *Haym* und der Verfasser dieses Problem aufgegriffen und verschiedene Untersuchungen durchgeführt.

Haym bemerkt sehr richtig, daß bei allen Arbeiten, die sich bisher mit der Beurteilung der Spaltträger befaßten, leider eine Frage stets unbeantwortet geblieben ist: Wie kommt es, daß die Spaltträger ihre Schule häufig nicht normal durchlaufen? Wie kommt es, daß sie manchmal in mißlichen sozialen Verhältnissen leben? Mit dieser Frage rühren wir an das Grundproblem der Spaltträgerversorgung schlechthin. In einem besonderen Kapitel werden wir uns noch mit den Auswirkungen der Mißbildung auf die Psyche, also mit den seelischen Belastungen, beschäftigen; doch wir können schon hier einwandfrei feststellen, daß die Hasenscharten- und Wolfsrachenkinder in der Schule benachteiligt sind. Auf der einen Seite werden sie von ihren Mitschülern gehänselt und auf Grund ihrer oft unverständlichen Sprechweise verspottet. Auf der anderen Seite bringen auch die Lehrkräfte, zum Teil infolge ihrer Überlastung, nicht das rechte Verständnis für die vom Schicksal benachteiligten Kinder auf. So kann u. E. eine objektive geistige und körperliche Beurteilung erst in einem Alter stattfinden, in dem sich die Persönlichkeit des Individuums zu entfalten beginnt oder bereits entwickelt hat.

Dementsprechend hat *Haym* auch seine ersten Untersuchungen durchgeführt; er erfaßte also nur Merkmalsträger, die das 15. Lebensjahr überschritten hatten, und untersuchte sie im Hinblick auf die folgenden Fragen:

1. Welchen gesundheitlichen Untersuchungszustand wiesen die untersuchten Spaltträger auf?
2. Mit welcher Schulbildung treten sie ins Leben?
3. Welchen Beruf ergriffen oder ergreifen sie?
4. Haben sie geheiratet, hatten sie Kinder?
5. Ist das Einkommen der ehemaligen Spaltträger gut bis ausreichend; wieviel von ihnen fallen dem Staat infolge Berufsunfähigkeit zur Last?

Von den 413 untersuchten Spaltträgern waren 187 männliche und 226 weibliche Probanden, die in der Mehrzahl im 3. Lebensjahrzehnt standen. Der körperliche Allgemeinzustand war bei 352 Patienten als gut zu bezeichnen; nur bei 8 Patienten (2 %) wurde ein schlechter Allgemeinbefund erhoben.

An Vergesellschaftung körperlicher Defekte fanden sich:

Angeborene Hüftgelenkluxation	1
Klumpfüße	2
Kein Sprechvermögen	1
Syndaktylie	2
Iriskolobome	2
(Angeborene Leistenhernien	9)

Wenn man die hierbei mit einbezogenen Leistenhernien nicht mitrechnet — sie können keinesfalls als echte Begleit*mißbildung* gelten — finden wir nun in 8 Fällen eine Gesellschaftung körperlicher Defekte. Diese Zahl von 2 % entspricht einem im Weltschrifttum oft anzutreffenden statistischen Ergebnis für körperliche Kombinationsmißbildungen. Wir selbst konnten in Ergänzung zu diesen Untersuchungen an weiteren

570 Spaltkindern jenseits des 12. Lebensjahres folgende Zusammenstellung des körperlichen Gesamteindrucks ermitteln:

Sehr gut	106 = 20 %
gut	370 = 65 %
befriedigend	70 = 12 %
ausreichend bis schlecht (gerade noch arbeitsfähig)	20 = 3,5 %
Invaliden	4 = 0,7 %

Man sieht also, daß die überwiegende Anzahl der Patienten sich in guter körperlicher Verfassung befand. Besondere Krankheitsdispositionen — abgesehen von den bekannten Reizungen des Pharynx und Larynx sowie den Mittelohr-Komplikationen — waren nicht nachweisbar. Auf die einzelnen Krankheitsdispositionen wird in einem späteren Kapitel gesondert eingegangen.

Interessant ist die *Hayms*che Zusammenstellung des Schulerfolges bei den Spaltträgern. Obwohl, wie bereits schon vorn klargestellt, die Schulbildung der Spaltbehafteten auf Grund ihrer seelischen Hemmungen nicht absolut objektiv zu beurteilen ist, soll hier eine kurze Übersicht der 413 untersuchten Spaltträger erfolgen:

Tabelle 5

Schulerfolg bei Spaltträgern

	männliche	weibliche
Höhere Schule	25	16
Mittelschule	16	17
Grundschule	142	190
Berufsschule	66	40
Fachschule	8	11
Universität	9	4
Hilfsschule	2	2
Taubstummen-Anstalt	1	—
keine Schule	1	1

Außer einem Schüler, der in der Mittelschule eine Klasse wiederholte, gab es Sitzenbleiber nur in der Grundschule.

sitzengeblieben	männliche	weibliche
1 mal	10	13
2 mal	8	5
3 mal		1
4 mal	2	—
5 mal	1	1
6 mal	1	—
7 mal	—	1

Im ganzen sind also von 413 Patienten 43 ein oder mehrere Male in der gleichen Schulklasse verblieben, 2 Spaltträger waren schulunfähig.

Um einen ungefähren Vergleich zu Normalkindern zu erhalten, hat *Haym* Erhebungen in mehreren Dorfschulen angestellt. Er stellte fest, daß von diesem Untersuchungsmaterial, das 1023 Schüler umfaßte, 77 nicht in die nächsthöhere Klasse versetzt worden waren, 16 Schüler hätten in einer Hilfsschule untergebracht werden müssen und 4 waren idiotisch. Bei Einbeziehung der Spaltkinder, die 4 und mehrere Male sitzengeblieben waren, in die Gruppe der Hilfsschüler ergibt sich bei einer Gegenüberstellung der beiden Gruppen kein wesentlicher Unterschied.

	Spaltträger	Schulkinder ohne Hasenscharte oder Wolfsrachen
Sitzenbleiber	10 %	7 %
Hilfsschüler	2,5 %	2 %
	12,5 %	9 %

Eine entscheidende Frage, die für die soziale Gestaltung des Lebens von großer Bedeutung ist, ist die Berufswahl. Es ist natürlich nicht möglich, alle Berufsgruppen im einzelnen aufzuführen, doch werden die beiden folgenden Tabellen von *Haym* und *Gabka* Auskunft darüber geben, daß es keinesfalls stimmt, daß die Spaltträger beruflich unter dem Durchschnittsniveau arbeiten.

Tabelle 6

Berufswahl bei Spaltträgern

413 Fälle (Haym)	männlich	weiblich
Akademiker	4	2
Angestellte	26	49
Facharbeiter	103	35
Landwirte	14	—
Arbeiter	30	69
Hausgehilfen	—	30
Hausfrauen	—	22
Arbeitslose	2	9
Invaliden	1	1
Ohne Beruf	1	1
Studenten	4	3
Schüler	2	5

570 Fälle (Gabka)	
Akademiker	8
Angestellte in höherer Position	26
Angestellte	42
Freie Berufe	10
Facharbeiter	80
Facharbeiter-Lehrlinge	96
Landarbeiter	24
Arbeiter	33
Hilfsarbeiter	18
Hausgehilfen	10
Hausfrauen	6
Studenten	8
Oberschüler	57
Schüler im Altersdurchschnitt	92
Schüler unter Altersdurchschnitt	33
Hilfsschüler	7
nicht schulfähig	3
Sprachheil-Oberschüler	3
Sprachheil-Schüler	10
Arbeitslose	4

An diesen beinahe 1000 Fällen kann ein gesenktes soziales Niveau gegenüber der Normalbevölkerung nicht festgestellt werden. Ein geordnetes Berufsleben oder eine dementsprechende Ausbildung ist fast bei allen gegeben. Interessant ist die erhebliche Häufung in Berufen mit intellektueller und praktischer Betätigung. In beinahe der Hälfte der Fälle ist ein gehobenes Berufsniveau oder der realisierbare Wunsch danach feststellbar. Die Hilfsschüler oder nicht schulfähigen Patienten sowie die geringe Zahl der Invaliden sind durchweg infolge primärer Störungen des Zentralen Nervensystems oder anderer Mißbildungen in ihrem Fortkommen behindert.

Im Hinblick auf die vierte Frage von *Haym*, ob die Spaltträger geheiratet haben bzw. ob sie Kinder haben, wird festgestellt, daß von 413 Patienten 83 verheiratet waren. In keinem Falle hat ein Merkmalsträger einen ebenso Behafteten geheiratet. Von den 37 Ehen mit männlichen Spalttägern kamen in 28 Ehen Kinder. Geboren wurden 44 Kinder, wovon 4 Kinder mit einer Spalte behaftet waren. Ein normales Enkelkind gehört in diese Gruppe. Den 29 Ehen, bei denen die Ehefrau Spaltträgerin ist, entsprossen ebenfalls 44 Kinder, von denen erstaunlicherweise auch 4 Hasenscharten aufwiesen, 4 weitere Enkelkinder dieser Gruppe waren ohne Spaltbildungen. Von allen untersuchten Patienten waren in 57 Fällen, also in 12,4 %, erbliche Beziehungen zur Hasenscharte und zum Wolfsrachen festzustellen, eine Zahl, die, wie wir bereits in dem vorigen Kapitel gesehen haben, sich weitgehend mit der eigenen deckt.

Die letzte Frage *Hayms* betrifft das Einkommen bzw. die Berufsunfähigkeit, wodurch sie dem Staat zur Last fallen.

Wir zitieren *Haym*, wenn er sagt, „es ist sicher falsch, die Lebensverhältnisse der Spaltträger von ihrem Einkommen abzuleiten. Es würde voraussetzen, daß man Wohnung, Elternhaus, Familienleben und Umgang der Spaltträger studiert, wollte man sie in soziale Schichten eingruppieren. Ich habe mich darauf beschränkt, nach dem angegebenen Verdienst der einzelnen zu unterscheiden, welcher Proband ein geordnetes Leben mit seinem Einkommen zu führen imstande ist, wer ungenügend verdient und deshalb unsozial leben muß und als drittes, welcher Spaltträger nicht verdient und damit, weshalb er dem Staat zur Last fällt. Von allen männlichen Patienten war ein einziger kriminell veranlagt, mehrfach vorbestraft und befindet sich z. Z. wieder in einem Zuchthaus. 5 Spaltträger verdienen so gering, daß ihre Lebensverhältnisse als unsozial bezeichnet werden müssen. Durch den letzten Krieg wurde ein Spaltträger arbeitsunfähig und erhält Rente. Ein Behafteter wird durch Sozialfürsorge unterhalten. Bei den weiblichen Lippen-Kiefer-Gaumenspalten-Trägern haben 15 ein ungenügendes Einkommen. Vor allem sind es Hausgehilfinnen oder landwirtschaftliche Hilfskräfte, Berufe, bei denen körperliche Fehler leicht zum Ausnutzen verleiten mögen. Zwei Behaftete erhalten Waisenrente, eine ältere Patientin wegen chronischem Magenulcus und Kardialasthma Invalidenrente."

Man kann also zusammenfassend sagen, daß die Spaltträger trotz ihrer persönlichen, inneren Hemmungen und der oft zutagetretenden äußeren Lebensumstände, in den meisten Fällen ein geordnetes Leben zu führen imstande sind. Bei den Versagern handelt es sich — wie bereits betont — meistens um primär-geistige Defekte, die mit Spaltbildungen behaftet sind. Solche primären Geistesdefekte, besonders Schwachsinn und Idiotie, kommen relativ häufig vor, so daß man diese Ansicht, Spaltträger ständen geistig erheblich unter dem Durchschnittsniveau, endlich fallen lassen sollte.

Um aber ganz sicher zu gehen, haben *Haym* und der Verfasser noch weitere Untersuchungen über die geistige Beurteilung der Spaltträger durchgeführt. Wenn wir hierbei auch ungewöhnliche Wege gegangen sind, so glauben wir doch gerade mit dem Ergebnis dieser Untersuchungsreihe endgültig bewiesen zu haben, daß der Spaltträger als ein völlig gleichberechtigter Mensch zu betrachten ist. Wie oben ausgeführt, wurde bisher meistens behauptet, daß sich eine Vergesellschaftung von Spaltbildungen des Gesichts und der Kiefer im erhöhten Maße mit anderen körperlichen, und besonders geistigen Fehlbildungen fände. Wenn nun diese Ansicht, es handele sich bei den Spaltbehafteten um Menschen, deren geistige Fähigkeiten nicht nur fragwürdig, sondern praktisch immer herabgesetzt seien, zu recht bestände, so müßten zwangsläufig auch unter den Schwachsinnigen Spaltträger in erhöhtem Maße vertreten sein. Aus diesem Grunde haben wir mehrere große Heilanstalten aufgesucht und sämtliche dort untergebrachten Kranken mit angeborenem Schwachsinn untersucht und die Aufnahmebefunde verschiedener Schwierigkeitsgrade durchgesehen. Von 25 293 Schwachsinnigen wurden jedoch nur 18 Spaltträger ermittelt, wobei es sich um folgende Arten handelte:

5 Lippenspalten
3 Lippen-Kiefer-Gaumenspalten
3 mediale Gaumenspalten
4 Velumspalten
1 Uvulaspalte
1 quere Gesichtsspalte
1 Nasenspalte.

Während wir, wie oben schon erwähnt, die Häufigkeit von Hasenscharten und Wolfsrachen mit 1 : 900 angeben müssen, sind Spaltbehaftete unter angeborenen Schwachsinnigen nur in einem Verhältnis von 1 : 1401 nachweisbar. Das bedeutet also, daß bei geistig defekten Menschen foetale Gesichtsspalten seltener vorkommen als bei normalen. Unter der gleichen Anzahl Schwachsinniger fanden wir 211 andere echte Mißbildungen, was einem Prozentsatz von 0,83 % entspricht.

Abschließend darf man also feststellen, daß die geistige und körperliche Beurteilung der mit Hasenscharten und Wolfsrachen behafteten Patienten keine entscheidenden Differenzen zur Normalbevölkerung aufweisen. Die bisherigen negativen Ergebnisse lassen sich einmal durch die auch unter der Normalbevölkerung auftretenden primären geistigen Defekte erklären, zum anderen aber aus der infolge der Mißbildung entstandenen seelischen Hemmungen und den damit oft verbundenen schlechteren Umweltverhältnissen.

VI. Statistische Auswertung der Spaltbildungsformen*)

Bevor wir im einzelnen an Hand von Abbildungen zeigen, wie groß der Formenreichtum der Hasenscharte und des Wolfsrachens ist, möchten wir auf der Grundlage eines großen Krankenmaterials eine statistische Auswertung der einzelnen Formen vorausschicken. Den folgenden Zahlen liegt das große Krankengut *Wolfgang Rosenthals* zugrunde, der über 5000 Spaltträger operiert hat.

Die Zahl 5000 hört sich relativ gering an. Wenn man sich jedoch der Häufigkeit dieser Hemmungsbildung erinnert, die in der ganzen Welt mit 1 : 900 bis 1 : 1000 angegeben wird, bedeuten diese 5000 operierten Patienten eine Gesamtgeburtenzahl von 4,5 bis 5 Millionen Neugeborenen. Es ist also eine Lebensarbeit notwendig, um so vielen Menschen zu helfen, besonders da die Behandlung der Spaltträger in den seltensten Fällen mit *einer* Operation abgeschlossen ist. Oft werden drei und mehr Eingriffe neben der kieferorthopädischen und Sprechbehandlung notwendig, um diese Menschen funktionell und kosmetisch so weit herzustellen, daß sie völlig unauffällig und konkurrenzfähig im Verhältnis zu ihren Mitmenschen wirken.

Leider ging ein Teil der Rosenthalschen Unterlagen durch die Wirren des Krieges, insbesondere durch Bombenangriffe verloren, so daß eine genaue *statistische Auswertung von nur 3137 Fällen* gegeben werden kann. Da die bisherigen Statistiken sich auf die Auswertung von höchstens 500 bis 700 Fällen beschränken, versucht unsere Statistik auf Grund der großen Patientenzahl endgültige Ergebnisse anzugeben. Dabei ist aber interessant, daß die Erfahrungen der kleinen Statistiken weitgehend bestätigt werden.

Die klinisch bekannte Tatsache eines häufigeren Befalls der Hasenscharte und des Wolfsrachens am männlichen Krankengut wurde auch von uns festgestellt.

58,05 % männliche Spaltträger standen 41,95 % weibliche Patienten gegenüber

Diese Zahlen decken sich weitgehend mit den in der Weltliteratur bekannten Werten. So liegen die Zahlen bei *Grothkopp* und *Sanders* bezüglich des männlichen Geschlechts zwischen 57,3 % und 63,8 %, beim weiblichen Geschlecht dementsprechend zwischen 42,7 % und 36,2 %. *Lange*, der lediglich 285 Spaltbildungen der Bonner Chirurgischen Klinik untersucht hat, fand dieselben Zahlen wie wir, nämlich 58 % zu 42 %. Aus diesem Grunde wird man das *Verhältnis der männlichen* Hasenscharten- und Wolfsrachenträger *zu den weiblichen* mit der Zahl *60 : 40* angeben.

*) Dem Ordinarius für Statistische Medizin an der Freien Universität Berlin, Herrn Prof. Dr. *Freudenberg*, sage ich für seine wohlwollende Beratung meinen herzlichen Dank.

Eine Aufteilung des gesamten Hasenscharten- und Wolfsrachenkreises in isolierte Gaumenspalten und kombinierte Formen, also Lippen-Kiefer-Gaumenspalten, ergibt eine Verteilung in:

	Isolierte Gaumenspalten	*kombinierte Formen*
Veau	33 %	67 %
Gabka	30,3 %	69,7 %

Interessant ist, daß bei den isolierten Spalten des Gaumens im Gegensatz zu allen anderen Formen das weibliche Geschlecht überwiegt. Auf diese Tatsache hat besonders *Fogh-Andersen* hingewiesen, der eine der wenigen umfassenden Monographien über die Ätiologie und das Vorkommen der Spaltbildungen geschrieben hat. In unserem Krankengut standen sich bei den isolierten Spalten

18,4 % weibliche und 11,9 % männliche

Probanden gegenüber. Das entspricht auf 100 berechnet bei den

	Isolierte Gaumenspalten	
	männlich	weiblich
Fogh-Andersen	33,9 %	66,1 %
Gabka	39,3 %	60,7 %

Diese Tatsache nimmt *Fogh-Andersen* zum Anlaß, den Hasenscharten- und Wolfsrachenkomplex in zwei verschiedene Mißbildungsformen aufzuteilen. Er glaubt hinsichtlich der Entstehung eine grundsätzliche Verschiedenheit der Hasenscharte und des Wolfsrachens gegenüber der isolierten Gaumenspalte feststellen zu können. Wie eben statistisch dargelegt, weist er auf die häufige Beteiligung des männlichen Geschlechts an der Lippen-Kiefer-Gaumenspalte einerseits und des weiblichen Geschlechts an der isolierten medianen Spaltbildung des Gaumens andererseits hin. Ein familiär gemischtes Auftreten dieser Grundtypen — also eine Vererbung isolierter Gaumenspalten zu Hasenscharten isolierten (Lippenspalten) — könne es nach seiner Meinung gar nicht geben. So glaubt auch *Fogh-Andersen,* daß in der Mehrzahl der Lippen-Kiefer-Gaumenspalten• eine erbliche Disposition vorliegt, wohingegen die isolierte Spaltbildung des Gaumens nur in einem verschwindend geringen Prozentsatz erblich sein soll.

Wir haben diese Frage in einer speziellen Arbeit überprüft und konnten durch persönliche anamnestische Erhebungen, die zum größten Teil vom Verfasser durchgeführt wurden, über 2073 Patienten berichten. Wenn wir diese Fälle nach Fogh-Andersen aufteilen, so entfallen 1718 auf Lippen-Kiefer-Gaumenspalten und ihre Nebenformen und nur 355 auf isolierte Velum- und Gaumenspalten. Zur Geschlechtsgebundenheit konnten wir auch in diesem Material die oben schon durchgeführte Feststellung bestätigen. Wir erhielten also bei den Lippen-Kiefer-Gaumenspalten eine Bevorzugung des männlichen Geschlechts von etwa 60 : 40 und bei den isolierten Gaumen- und Velumspalten einen umgekehrten Prozentsatz. Wir halten also fest, daß Frauen häfiger von isolierten Spaltbildungen des Gaumens befallen werden. Hinsichtlich der *Erblichkeit* fanden wir bei den Lippen-Kiefer-Gaumenspalten

15,3 % erbliche Beziehungen

bei den isolierten Gaumenspaltbildungen.

10,9 % erbliche Beziehungen

Die Disposition zur Erblichkeit ist also nur in diesen Fällen, wie auch *Fogh-Andersen* betont, geringer, doch läßt die geringe nicht signifikante Differenz von 4,4 % und die Tatsache, daß wir elf Fälle von familiären Mischformen fanden (d. h. den Nachweis erbrachten, daß innerhalb einer Familie isolierte Spalten des Gaumens mit Lippen-Kiefer-Gaumenspalten bzw. einfachen Hasenscharten wechseln), den Schluß zu, daß die von *Fogh-Andersen* durchgeführte generelle Aufteilung des Gesichtsspalten-Komplexes nicht möglich ist.

Wenn *Günther* im Hinblick auf die Seitenlokalisation der Hasenscharten 1931 zu dem Ergebnis kam, die einseitigen Spalten fänden sich doppelt so oft wie die bilateralen, was von Seiten *Tiedemanns* 1950 bestätigt wird, so erscheint uns das von *Rosenthal* 1935 mitgeteilte Verhältnis von 3 : 1 wahrscheinlicher. Wir konnten nach Abzug der isolierten Gaumen- und Velumspalten entsprechend der unten aufgeführten genauen Tabelle

54,2 % einseitige Spalten
15,0 % doppelseitige Spalten

nachweisen.

Entgegen den Angaben *Tiedemanns* läßt sich die Bevorzugung einer Seite sowohl klinisch als auch statistisch nachweisen. Die Tatsache des allgemein häufigeren Befalls einer Spaltbildung auf der linken Seite gegenüber der rechten Seite konnte auch von uns bestätigt werden. Wenn wir für die

linksseitigen Spalten 35,8 % und für die
rechtsseitigen Spalten 18,4 % fanden,

die einem Verhältnis von 2 : 1 nahekommen, so glauben wir die allgemein gültige Feststellung fundiert zu haben. Mit einer Wahrscheinlichkeit von 99,7 % läßt sich auf ein beliebiges großes Material schließen, daß der Anteil der linksseitigen Spaltbildungen zwischen 62,7 % und 69,5 % liegt.
Im einzelnen zeigen die 3142 Fälle die nachfolgende Aufteilung:

Tabelle 7

Häufigkeit und Verteilung der einzelnen Lippen- und Gaumenspaltenformen

Spaltformen	männlich		weiblich		Zusammen	
	Fallzahl	% aller Fälle	Fallzahl	% aller Fälle	Fallzahl	% aller Fälle
Linkss. LKG	473	15,5	310	9,9	783	25,4
Rechtss. LKG	266	8,5	136	4,3	402	12,8
Doppels. LKG	267	8,5	125	3,9	392	12,4
Linkss. Lippensp.	266	7,2	102	3,2	328	10,4
Rechtss. Lippensp.	109	3,4	67	2,2	167	5,6
Doppels. Lippensp.	58	1,8	27	0,8	85	2,6
Isol. Velumspalte	199	6,3	225	7,1	424	13,4
Isol. Gaumensp.	206	6,6	324	10,3	530	16,9
Med. Oberlippen-, quere und schräge Gesichtsspalte	10	0,3	7	0,2	17	0,5
Zusammen	1814	58,1	1323	41,9	3137	100,0

Bei einer weiteren statistischen Auswertung vor allem des *Wassmund*schen Krankengutes *(Gabka, Held)*, bei der 1457 Fälle von Hasenscharten und Wolfsrachen im Hinblick auf die Familienverhältnisse untersucht wurden, fanden wir ebenfalls nur in 245 Fällen — also in 16,81 % — erbliche Belastungen. Die oben dargelegten Ausführungen über die Erblichkeit finden also auch in dieser Auswertung wieder ihre Bestätigung.

Viele Wissenschaftler glaubten einen Zusammenhang zwischen dem Entbindungsalter der Mutter und der Mißbildung feststellen zu können. Die wertvollen *Reed*schen und *Steiniger*schen Mäuseversuche ergaben nämlich, daß zwischen dem Alter des Muttertieres und der Häufigkeit der Spaltträger in einzelnen Würfen eine Beziehung bestand. Es zeigte sich, daß jüngere Muttertiere verhältnismäßig mehr Spaltträger in ihren Würfen aufwiesen als ältere. *Tiedemann* nahm das zum Anlaß, ähnliche Untersuchungen beim Menschen durchzuführen und kam zu dem in Tabelle 8 festgehaltenen Ergebnis. Er glaubte aus dem signifikanten Unterschied der ersten Gruppe ebenfalls derartige Schlüsse ziehen zu können. Wie wir bereits in dem Kapitel über die Entstehung der Mißbildungen gesagt haben, hat höchstens das höhere Entbindungsalter durch dysplasmatische Veränderungen eine Beziehung zur Spaltbildung — und auch das nur bedingt. Jedenfalls zeigen unsere an einem viel größeren Krankengut gewonnenen Zahlen Verhältniswerte, die unsere vorn aufgezeigten Gedankengänge bestätigen und es nicht wahrscheinlich erscheinen lassen, daß jüngere Frauen eher zu Hasenscharten-Geburten neigen als ältere.

Tabelle 8

Entbindungsalter und Mißbildung

	Tiedemann		Unsere Werte	
Altersgruppen	Mütter mit Spaltkindern	Mütter mit normalen Kindern (1932 in Bayern geb.)	Mütter mit Spaltkindern	Mütter mit normalen Kindern (1955 in Berlin geb.)
17—26	39,62 %	29,39 %	46,87 %	49,08 %
27—36	45,17 %	55,57 %	43,15 %	44,73 %
37—46	15,21 %	15,04 %	9,98 %	6,18 %

Um die einzelnen Werte aber noch besser erfassen zu können und zu sehen, ob gerade im höheren Alter mehr Spaltträger geboren wurden, haben wir die Altersgruppen noch mehr aufgeteilt:

Tabelle 9

Entbindungsalter und Mißbildung

Altersgruppen	Mütter mit Spaltträgern		Mütter mit normalen Kindern (1955 in Berlin geboren)	
—19	6,18 %		6,19 %	
20—24	28,14 %		30,15 %	
25—29	29,92 %		31,49 %	
30—34	21,00 %		21,30 %	
35—39	11,32 %	14,75 %	7,83 %	10,86 %
40—44	3,02 %		2,78 %	
45—50	0,41 %		0,25 %	

Wir sehen also ganz deutlich, daß sich ein größerer Prozentsatz an Müttern mit Normalkindern bis zum 35. Lebensjahre findet, als bei den Müttern mit Spaltkindern. Demgegenüber ist bei den Müttern von Spaltträgern der Anteil derer zwischen 35 und 50 Jahren um 3,9 % höher als im Vergleichsmaterial. Der mittlere Fehler dieser Differenz beträgt nur 0,9 %, es besteht also Signifikanz.

Zur Frage der Geburtenordnung — d. h. das wievielte Kind mit einer Spaltbildung behaftet war — kann man besonders interessante Ergebnisse hinsichtlich der Kontrollpersonen feststellen. Während *Tiedemann* an Erstlingskindern in Bayern 1932 nur 33 % konstatiert, finden sich in Berlin 1955 schon 52,5 % — ein Zeichen des großstädtischen Geburtenrückganges. Für die Spaltträger haben sich die Verhältnisse kaum geändert.

Tabelle 10

Geburtenordnung bei Familien mit Spaltbehafteten und Normalkindern

	Tiedemann		Unsere Werte	
	Familien mit Spaltbehafteten	Familien mit Normalkindern (Bayern 1932)	Familien mit Spaltbehafteten	Familien mit Normalkindern (Berlin 1955)
Erstgeborene	40,98 %	33,0 %	42,28 %	52,5 %
Zweitgeborene	21,74 %	23,5 %	30,82 %	28,6 %
Drittgeborene	17,16 %	15,4 %	14,34 %	11,8 %
Viertgeborene	8,14 %	9,9 %	6,11 %	4,9 %
Fünftgeborene	4,73 %	6,2 %	3,02 %	2,0 %
Sechstgeborene und höher	7,25 %	12,0 %	3,43 %	2,1 %

Demgegenüber zeigen sich doch recht unterschiedliche Werte bei der Familiengröße unter der Normalbevölkerung und den Familien mit Spaltkindern. Interessant ist die Tatsache, daß die Spaltfamilien größer sind als die Normalfamilien.

Tabelle 11

Familiengröße bei Familien mit Spaltbehafteten und Normalkindern

Familien mit	Familien mit Spaltkindern Unsere Werte	Familien mit Normalkindern (Berlin 1950)
1 Kind	26,22 %	46,68 %
2 Kindern	32,12 %	31,24 %
3 Kindern	19,97 %	11,87 %
4 Kindern	9,68 %	4,63 %
5 Kindern	5,42 %	1,81 %
6 Kindern	6,59 %	1,76 %

Obwohl diese Tatsache auch durch die verschiedenen Jahrgänge der erfaßten Spaltträger gegenüber *einem* Jahrgang (an *einem* Ort) beeinflußt wird, ist doch die Feststellung der relativ hohen Kinderzahl unter den Familien mit Spaltbehafteten bedeutungsvoll und zeigt den Willen zu geordnetem Familienleben.

VII. Formen der Spaltbildungen und Diskussion der Operationstermine

1. Die einfachen Hasenscharten

a) Die einseitig-unvollständige Lippenspalte

Abgesehen von den unter der Entwicklung „verheilten Lippenspalten" (Abb. 8), wobei oft nur eine angedeutete Narbe auf die durchgemachte Entwicklungsstörung aufmerksam macht, ist die einfachste Mißbildung unter den Hasenscharten der in Abbildung 9 dargestellte Lippenkniff. Hier ist lediglich das Lippenrot gespalten, während sich das Oberlippenweiß, ebenso wie Kiefer und Gaumen normal entwickelt haben. Eine Beteiligung der Nase findet sich selten.

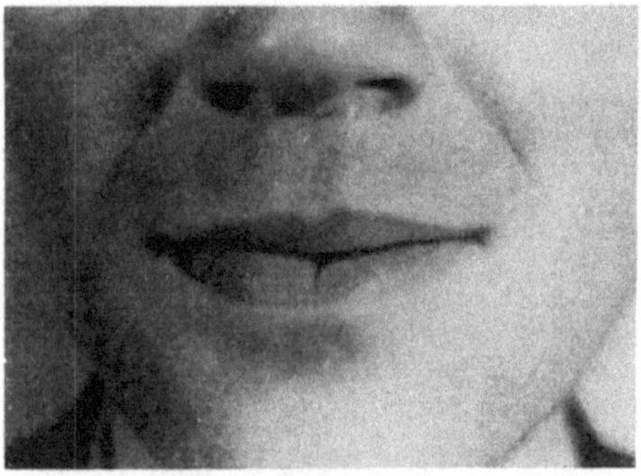

Abb. 8

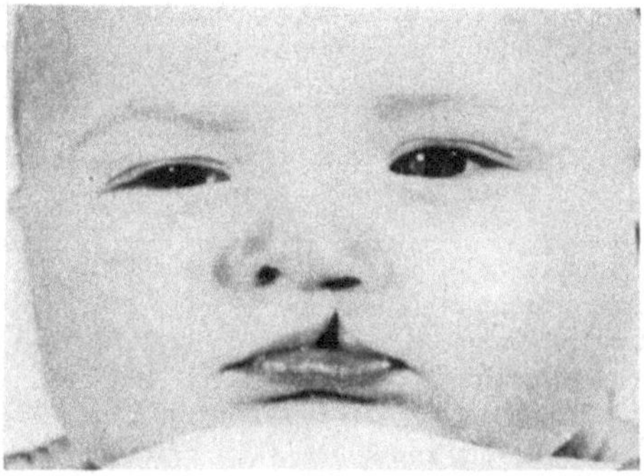

Abb. 9

Abb. 8 Geringster Grad einer Lippenspalte: Sogenannte intrauterin verheilte Lippenspalte, hier als Einkerbung in der Mitte der Unterlippe deutlich sichtbar.

Abb. 9 Linksseitiger Lippenkniff.

Demgegenüber verstehen wir unter den einseitig-unvollständigen Lippenspalten (Abb. 10) mehr oder weniger größere Einkerbungen auch des Lippenweißes. In den

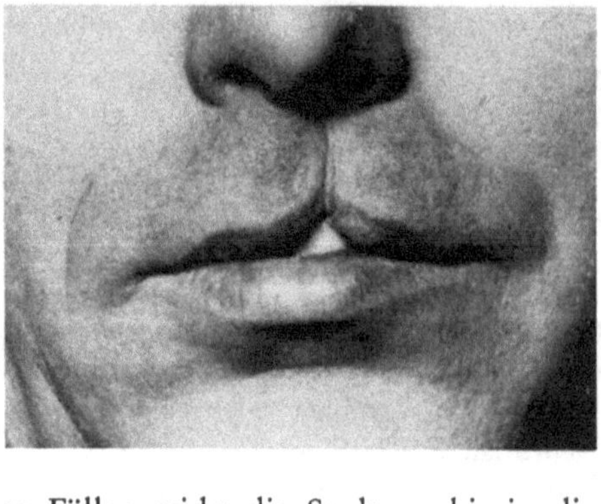

Abb. 10
Einseitige unvollständige Lippenspalte.

meisten Fällen reicht die Spaltung bis in die Mitte des Lippenweißes, oft sogar bis in die Nähe des Nasenloches. Es kann daher vorkommen, daß auch bei dieser einfachen Spaltart der Nasenflügel bereits so verzogen ist, daß bei späteren Operationen gleichzeitig eine Korrektur der Nasenveränderung vorgenommen werden muß. Bei diesen unvollständigen Lippenspalten kann man auch manchmal eine angedeutete Kieferspaltung beobachten, die als Kieferrandkerbe bezeichnet wird. Bei einem isolierten Vorkommen dieser Kieferrandkerben zählt man sie zu den sogenannten Mikroformen. (Nicht selten kommen auch Kombinationen solcher weiter unten abzuhandelnden unvollständigen Lippenspalten mit isolierten Spalten des weichen Gaumens vor.)

Hinsichtlich des *Operationstermines* dieser beiden Spaltformen muß man sich von vornherein darüber im klaren sein, daß es bei diesen leichten Spaltformen (hier ist also nur ein Teil der Oberlippe gespalten und Kiefer und Gaumen intakt) selten zu späteren Wachstumshemmungen kommt. Im Gegensatz zur totalen Hasenscharte, die wir im nächsten Abschnitt näher beschreiben, ist hier ein spezieller Operationstermin nicht erforderlich. Bei einer Operation im 3. bis 4. Lebensmonat, wie sie von vielen empfohlen wird — das Kind muß natürlich mindestens 4500 g wiegen —, sind keine Operations-Spätfolgen im Sinne einer Oberkieferwachstumshemmung zu befürchten. Da aber das Lippenrot- und Lippenweißgewebe im Alter von 3 bis 4 Monaten noch relativ unansehnlich ist, befürworten wir aus kosmetischen Gründen eine Lippenplastik im Alter von 6 bis 12 Monaten. Gerade bei diesen Spaltformen kann man zweifellos mit *einer* Operation auskommen. Deshalb sollte man sich einen Termin aussuchen, der das bestmögliche Resultat verspricht.

b) Die einseitig-vollständige Lippenspalte

Bei einer einseitig-vollständigen Lippenspalte (Abb. 11) ist die gesamte Oberlippe — also Lippenrot und Lippenweiß — gespalten. Wir finden also die Ausläufer des Lippenrotansatzes im Bereich der Nasenhöhle, die dann bogenförmig in das seitliche Oberlippengewebe einstrahlen. In jedem Falle ist bei dieser Spaltart die Vereinigung des Nasenflügelansatzes mit dem Nasenseptum unterblieben, so daß immer der vor-

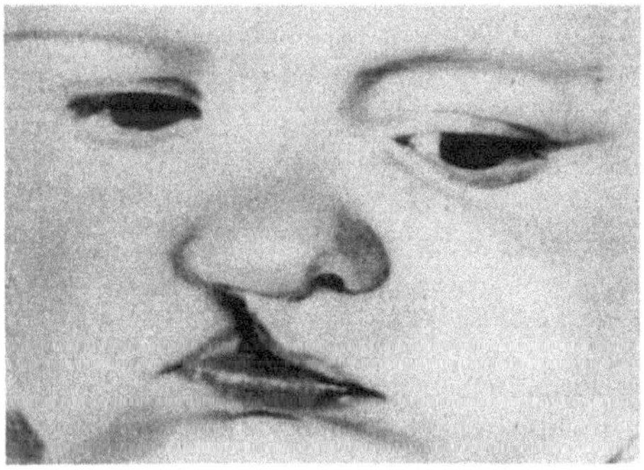

Abb. 11

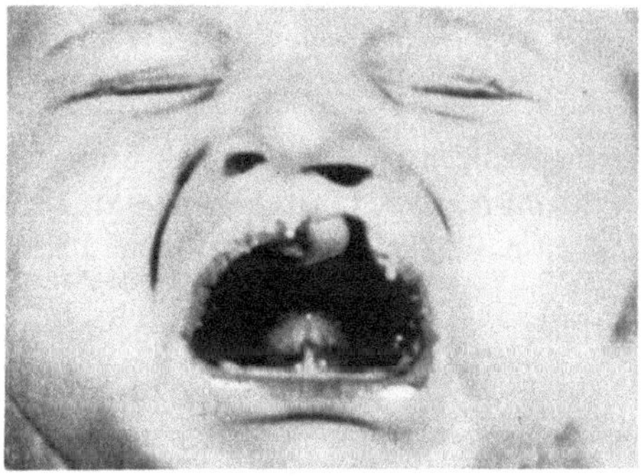

Abb. 12

Abb. 11 Einseitig vollständige Lippenspalte.

Abb. 12 Einseitig vollständige Lippen-Kieferspalte mit umfangreicher Hautbrücke, die den Eindruck einer einseitig umvollständigen Spaltung erweckt.

dere Teil des Nasenboden fehlt. Diese Tatsache entscheidet schlechthin, ob es sich um eine vollständige Lippenspalte oder nur um eine unvollständige Spaltung handelt. Wie Abbildung 12 zeigt, kommen auch vollständige Lippenspalten vor, die auf Grund einer mehr oder weniger breiten Hautbrücke den Eindruck erwecken, als seien sie nur unvollständig. Eine genaue Kontrolle ergibt jedoch, daß der vordere Anteil des Nasenbodens fehlt, so daß bei einer Operation diese Hautbrückenanteile durchschnitten werden müssen.

In der Mehrzahl der Fälle sind diese vollständigen Lippenspalten mit Kiefer-Gaumenspalten kombiniert. Wir wollen aber in diesem Abschnitt lediglich die *einfachen* Lippenspalten betrachten, bei denen der Kiefer und der harte Gaumenanteil intakt sind.

Auf Grund dieser Tatsache ist bei einer *Operation* auch hier nicht mit Wachstumshemmungen zu rechnen, so daß wir empfehlen, ebenso wie bei der unvollständigen Hasenscharte, die Operation im Alter von 6 bis 12 Monaten durchzuführen.

c) Die doppelseitig-unvollständige Lippenspalte

Bei den relativ seltenen doppelseitigen unvollständigen Lippenspalten finden wir die gleichen Bilder wie sie bei der einseitig-unvollständigen Lippenspalte auftreten. Die Oberlippe ist hier durch die doppelte Spaltung in drei Teile geteilt, von denen der mittlere dem Zwischenkieferanteil entspricht (Abb. 13). Auf Grund der — wenn auch

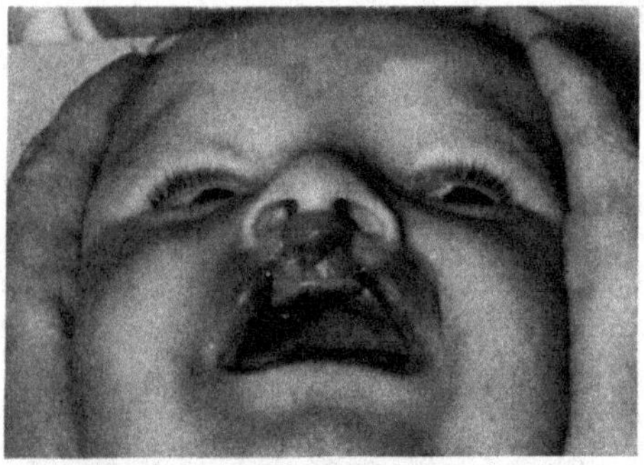

Abb. 13
Doppelseitig unvollständige Lippenspalte.

geringgradigen — Spaltung des Lippenweißes kommt es häufig zu Veränderungen der Nasenform. Der *Operationstermin* entspricht dem der vollständigen doppelseitigen Lippenspalte; er wird deshalb im nächsten Abschnitt besprochen.

d) Die doppelseitig-vollständige Lippenspalte

Diese Spaltart, bei der lediglich die Lippe doppelseitig gespalten ist, Kiefer und Gaumen aber völlig normal entwickelt sind, findet sich sehr selten. Hier ist, ähnlich wie bei der einseitig vollständigen Lippenspalte, beiderseits die Vereinigung zwischen Nasenflügel und Nasenseptum ausgeblieben, so daß auf beiden Seiten der vordere Nasenbodenanteil fehlt. Dadurch kommt es zu einem nicht vorstehenden, lediglich aus Weichteilen bestehenden, isolierten Mittelteil der Oberlippe, der meistens eine rundliche Form aufweist und durch Lippenrot begrenzt wird. Die beiden seitlichen Lippenteile strahlen mit ihrem Lippenrotanteil in die Nähe der Nasenflügel ein.

Da die beiden letzten Formen bei einer *operativen Versorgung* in der Mehrzahl der Fälle ein zweizeitiges Vorgehen beanspruchen, wird von den meisten Spaltchirurgen-schulen die erste Plastik im Alter von 3 bis 4 Monaten durchgeführt, und nach Abheilung, etwa 8 Wochen später, der zweite Eingriff angeschlossen. Da — wie bei allen einfachen Oberlippenspalten — keine späteren Wachstumshemmungen zu befürchten sind, können diese Spalten zweifellos recht früh versorgt werden. Der intakte Gaumen und normal entwickelte Kiefer verhindern operative Spätschäden, doch ist zu bedenken, daß auch hier ein hinausgeschobener Operationstermin ein kosmetisch weit besseres Resultat erzielt. Gerade bei diesen zweizeitigen Eingriffen steht bei älteren Säuglingen erheblich mehr plastisches Material zur Verfügung und erleichtert jede Plastik.

2. Die komplizierten Hasenscharten

a) Die einseitig-vollständige Lippen-Kieferspalte

Weil diese Spaltart relativ selten auftritt, wird sie im allgemeinen zu den Lippen-Kiefer-Gaumenspalten gerechnet. Trotz der erheblichen Kieferspaltung und des dementsprechenden Fehlens eines vorderen Nasenbodenanteils ist aber noch ein großer Unterschied zwischen beiden Formen vorhanden: der Gaumen ist intakt und hat damit einen großen Teil seiner Funktionseinheit erhalten. Es muß daher unser Bestreben sein, diese Stabilität zu erhalten. Das äußere Bild der Spaltart gleicht in vielem der einseitig vollständigen Lippenspalte. Durch die weiterreichende Spalte, die den Kiefer oft in typischer Weise getrennt hat (Abb. 14), ist die Nasenform stark verändert.

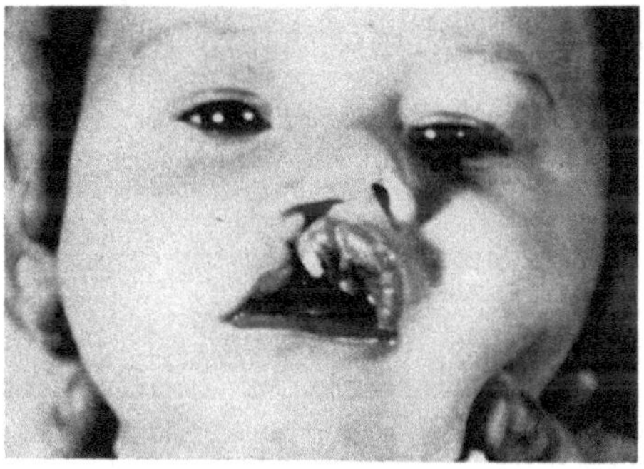

Abb. 14
Einseitig vollständige
Lippen-Kieferspalte.

Der mittlere, größere Teil des Kiefers ragt meistens nach vorn, wodurch das Nasenseptum nach der gesunden Seite hin verzogen ist. Diese Tatsache bewirkt wiederum eine weitere Abflachung des Nasenflügels der Spaltseite, wie wir es ganz deutlich bei den totalen Lippen-Kiefer-Gaumenspalten sehen werden.

Nach unseren Erfahrungen kann trotz des intakten Gaumens schon bei vollständigen Lippen-Kieferspalten eine Wachstumshemmung des Oberkiefers eintreten, so daß wir diese Spaltart ebenso wie die Lippen-Kiefer-Gaumenspalten behandeln. Näheres unter c).

b) Die doppelseitig-vollständige Lippen-Kieferspalte

Auch dieses Krankheitsbild kommt nicht häufig vor. Hierbei finden wir schon genau wie bei den doppelseitig totalen Lippen-Kiefer-Gaumenspalten einen völlig isolierten

Mittelteil, den sogenannten Zwischenkiefer, der lediglich am Nasenseptum und am Pflugscharbein (Vomer) fixiert ist. Das Krankheitsbild gleicht also der doppelseitig totalen Lippen-Kiefer-Gaumenspalte bis auf den normal entwickelten Gaumen (Abb. 15).

Der *Operationstermin* wird unter d) besprochen, doch muß gesagt werden, daß die Versorgung dieser Spaltform recht schwierig ist. Bei dem Versuch, mit zwei Eingriffen auszukommen, muß jedesmal neben der Lippenplastik und der Rekonstruktion des Nasenbodens der Defekt zwischen isoliertem Zwischenkiefer und Gaumen gedeckt werden. Es ist dementsprechend vorgeschlagen worden, diese Spaltart dreizeitig zu versorgen. Zuerst erfolgt dann das zweizeitige Durchführen der Lippenplastik; nach längerer Zeit (mindestens 1/2 Jahr) ist der dann meist nur noch spaltförmige Defekt zwischen Gaumen und Zwischenkiefer zu versorgen. Leider wird auf diese Anschlußoperation zwischen Gaumen und Zwischenkiefer nicht der Wert gelegt, der ihr zukommt, da auf Grund der doppelseitigen Lippenplastik es zu einem spaltförmigen

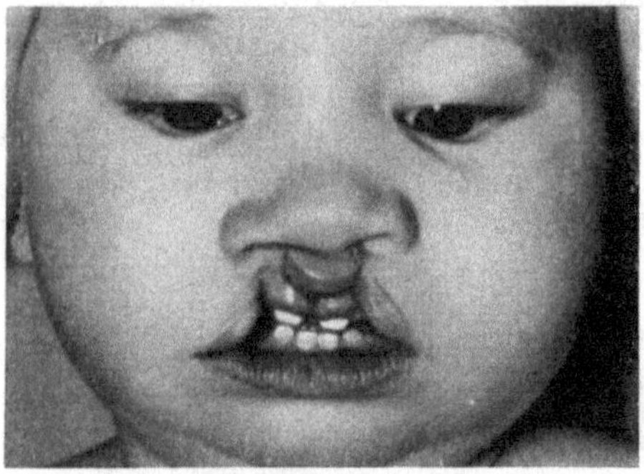

Abb. 15
Doppelseitig vollständige Lippen-Kieferspalte mit breiter Hautbrücke rechts.

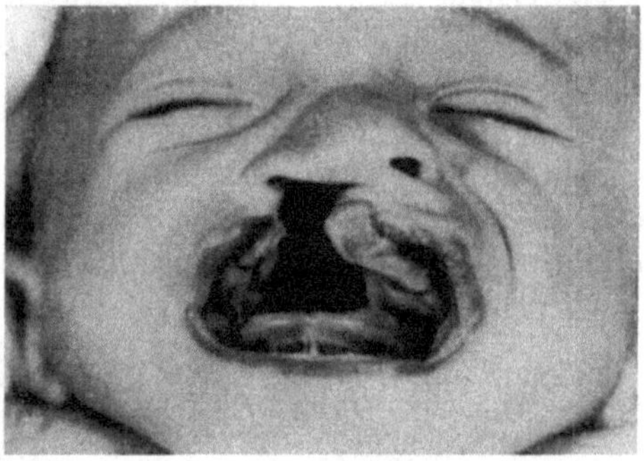

Abb. 16
Einseitig vollständige Lippen-Kiefer-Gaumenspalte.

Klaffen, ja beinahe zu einem Verschluß kommt. Deshalb sagt man sich oft: „der Eingriff ist ja nicht mehr notwendig." Wir sollten aber immer daran denken, daß in den meisten Fällen dann noch Mund- und Nasenhöhle verbunden sein können.

c) Die einseitig-vollständige Lippen-Kiefer-Gaumenspalte

Mit beinahe 40 % aller überhaupt vorkommenden Spaltformen ist die Lippen-Kiefer-Gaumenspalte (die typische „Hasenscharte") die häufigste Gesichtsmißbildung. Neben den schon beschriebenen Bildern einer vollständigen Lippenspalte, einem gespaltenen Kiefer — wobei der zur Mitte gelegene Spaltfortsatz oft weit nach vorn gedrängt ist — finden wir eine mehr oder weniger breite einseitige Gaumenspalte. Dieser Defekt liegt also im Bereich eines Nasenganges, so daß der gesamte knöcherne Nasenboden der einen Seite fehlt. Dadurch ist immer die Nasenscheidewand mit dem Pflugscharbein nach der gesunden Seite verdrängt, was sich — wie auf Abbildung 16 deutlich zu erkennen ist — äußerlich ausprägt. Die Gaumenspalte endet im Bereich des weichen Gaumens mit den beiderseits gespaltenen Zäpfchen. Diese Zäpfchen sind bei einer Betrachtung der Spalte so deutlich zu erkennen, daß man glauben könnte, das mißbildete Kind habe zwei Zäpfchen. Nach dem eben Gesagten ist es aber verständlich, daß es sich nur um die beiden Hälften des in der Mitte gespaltenen weichen Gaumens handelt.

Im Hinblick auf die *operative Versorgung* der einseitigen totalen Lippen-Kiefer-Gaumenspalte muß man sich immer darüber im klaren sein, daß zur Beseitigung dieser Mißbildung mindestens zwei operative Eingriffe notwendig sind. Diese beiden Eingriffe — die Lippenplastik und die Gaumenplastik — müssen immer im Zusammenhang betrachtet werden und sollten niemals einzeln abgehandelt werden. Wenn die Eingriffe auch zeitlich längere Zeit voneinander getrennt sind, so beeinflußt jede Operation — ob sie zuerst an der Lippe oder am weichen Gaumen durchgeführt wird — das gesamte Oberkieferwachstum.

Seitdem *Rosenthal* und *Ritter* auf die Kieferverkrüppelungen nach Lippen- und Gaumenspaltenoperationen hingewiesen haben, ist der Operationstermin beider Eingriffe heftig umstritten. Die eindeutige Tatsache der Operationsschäden — allein durch den Termin des Eingriffs — ist im allgemeinen anerkannt und wird von jedem bestätigt, der Gelegenheit hatte, umfangreiche Nachuntersuchungen durchzuführen. Inwieweit diese Veränderungen aber durch die Lippen- und Gaumenplastik bewirkt werden, war bis vor kurzer Zeit nicht geklärt. Nachdem das Problem des Zeitpunktes der Operation der Gaumenspalte diskutiert wurde *(Brückl, Herfert, Schuchardt)*, konnte vornehmlich die Wiener *(Ullik)* und Thallwitzer Schule *(Rosenthal, Haym, Herfert, Elsa* und *Joachim Gabka)* nachweisen, daß allein schon die Lippenplastik einen hemmenden Einfluß auf das Oberkieferwachstum besitzt.

Wenn auch die verschiedensten Operationsverfahren im Laufe der Jahre zur Anwendung kamen, so herrschte doch bis vor kurzer Zeit eine relative Übereinstimmung hinsichtlich des Operationstermins der Lippenplastik. Ganz allgemein galt der Grundsatz, daß der Verschluß der Lippenspalte so früh wie möglich vorgenommen werden sollte, d. h. wenn es der Allgemeinzustand des Kindes erlaubte. Auch hier gab es selbstverständlich Unterschiede. *Veau* operierte manchmal schon in den ersten Lebenstagen, manche Amerikaner bereits 24 Stunden nach der Geburt, während die Mehrzahl der Chirurgen den Standpunkt einnahm, ein Säugling sollte nicht vor dem 3. Lebensmonat operiert werden und ein Mindestgewicht von 4000 bis 5000 Gramm aufweisen.

Da bei manchen Operationsmethoden zum Verschluß der Hasenscharte gleichzeitig ein Teil des Gaumens — manchmal sogar der gesamte harte Gaumen — geschlossen wird, ist die Frage des Operationstermins der Lippenplastik und ihrer Folgezustände sehr eng mit dem Termin der Gaumenplastik verbunden. Da aber die letztere Operation als entschieden eingreifenderer Eingriff (zum Verschluß des gespaltenen Gaumens werden oft die gesamten Gaumenweichteile abgelöst) im Alter von 1 bis 2 Jahren durchgeführt wurde, galt sie als Hauptursache der Operationsspätfolgen, die sich oft in einer Mittelgesichtsenstellung kennzeichnen.

Genaue Untersuchungen *(Rosenthal, Brückl, Herfert)* konnten nachweisen, daß eine solche Kieferverkrüppelung fast immer fehlt, wenn der Patient erst nach seiner zweiten Zahnung, also etwa im 12. Lebensjahr operiert wurde. Demgegenüber konnte durch Nachuntersuchungen an frühzeitig operierten Spaltträgern gezeigt werden, daß hochgradige Verformungen und Verbildungen des gesamten Oberkiefers mit einem Rückstand der oberen Frontzähne zustandekommen (Abb. 17). Wir forderten daher, die Gaumenplastik nicht vor Vollendung des 5. Lebensjahres durchzuführen. Wie durch unsere laufenden Kontrollen jedoch bald herausgefunden wurde, konnte mit der Erfüllung dieser Forderung die Wachstumshemmung des Oberkiefers nicht verhindert werden. Es fielen uns Fälle von 5- bis 6jährigen Kindern mit einseitig durchgehenden

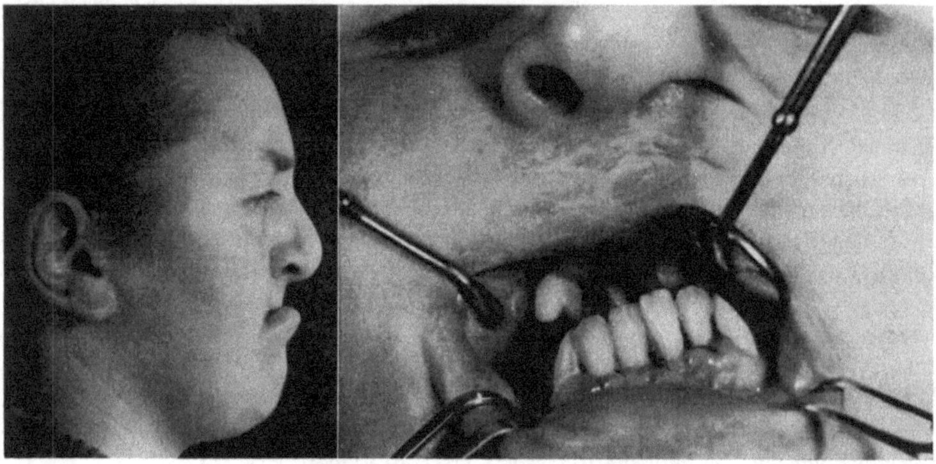

Abb. 17 a Abb. 17 b

Abb. 17 a+b
Mittelgesichtsentstellung durch hochgradige Wachstumshemmung des Oberkiefers mit Eng- und Rückstand der oberen Frontzähne. In der Profildarstellung ist die umfangreiche Pseudoprogeniebildung deutlich sichtbar.

Hasenscharten auf, deren Lippen mit etwa 3 Monaten operiert worden waren, und die nun vor der Gaumenplastik bereits eine umgekehrte Verzahnung, also eine falsche Bißlage aufwiesen. Hier mußte also schon die Lippenplastik einen Einfluß auf das Oberkieferwachstum bewirkt haben, was um so verständlicher wird, wenn man bedenkt, wie zart und relativ wenig ausmineralisiert das Gesichtsskelett eines 3 Monate alten Kindes ist.

Um das genau zu überprüfen, haben wir folgende Untersuchungen durchgeführt *(Elsa Gabka):* Wir operierten gruppenweise Säuglinge mit einseitig totalen Lippen-Kiefer-Gaumenspalten in einem steigenden Operationsalter von 3 bis zu 15 Monaten, d. h. 9 Säuglinge im 3. Lebensmonat, 8 Kinder im 4. Monat, 10 Kinder im 5. Monat usw. bis zu 15 Monate alten Kindern. Nach einer genauen Befunderhebung, Kieferabgüssen und Fotos vor der Operation kontrollierten wir den Einfluß der Lippenplastik auf das Kieferwachstum und auf die Kieferform in vierwöchentlichen bis vierteljährlichen Abständen. Hierdurch war es möglich, eine genaue Übersicht zu erhalten, ob bereits regelwidrige Verzahnungen nach einer frühzeitigen Lippenplastik auftreten, oder ob sie durch spätere Eingriffe mit etwa 8 bis 9 Monaten nach vollendetem Schneidezahndurchbruch verhindert werden können. Diese auf den

Operationstermin der Lippenplastik ausgerichteten Untersuchungen erstreckten sich auf 205 Spaltträger, von denen wir 146 einseitige und 59 doppelseitige Lippenplastiken überprüften. Die zweite Gruppe handeln wir weiter unten ab.

Die folgende Tabelle 12 gibt die Zahl der Patienten an, die wir in einem Operationsalter vom 3. bis 15. Monat primär plastisch versorgten und die Prozentzahl der Wachstumshemmungen bei der einseitigen totalen Hasenscharte (Abb. 18).

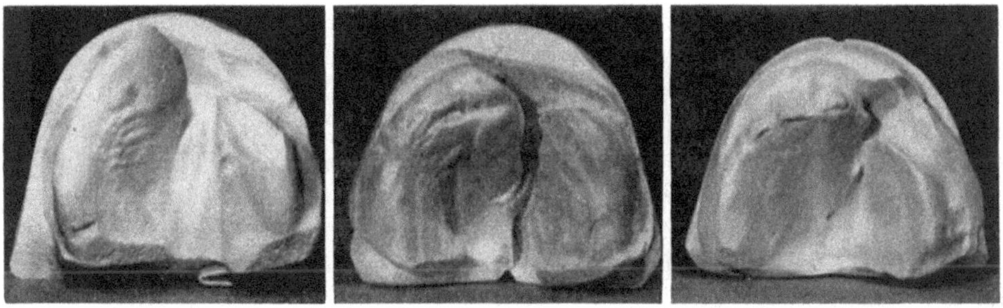

Abb. 18 a Abb. 18 b Abb. 18 c

Abb. 18 a—c

Modellserie einer linksseitigen vollständigen Lippen-Kiefer-Gaumenspalte vor und nach der Lippenplastik im Alter von 3 Monaten. Man erkennt, daß sich die Kieferspalte durch Verkürzung des mittleren weit vorstehenden Kieferfortsatzes verschlossen hat. Dadurch kann es bei so frühem Operationstermin zu progener Verzahnung (umgekehrtem Biß) kommen.

Tabelle 12

Op.-monat	3.	4.	5.	6.	7.	8.	9.	10.	11.	12. u. ält.
Fälle	16	14	16	13	16	15	23	11	9	13
eins. totale LKG	9	8	10	7	10	11	16	8	6	6
Deformierte	55 %	25 %	40 %	57 %	30 %	18 %	25 %	20 %	0 %	17 %
			41 %					16 %		

Hinsichtlich der Ergebnisse zeigt sich, daß fast in jedem Operationsalter Veränderungen auftreten können. Jedoch ist der Prozentsatz (wenn man hier überhaupt von Prozenten sprechen darf) ein äußerst unterschiedlicher. Während vom 3. bis 7. Monat eine Verformungsquote von 41 % zu verzeichnen ist, zeigen die jenseits des 8. Monats durchgeführten Lippenplastiken Veränderungen in einem Prozentsatz von 16 %.

Weshalb nun die bis zum 7. Monat operierten Kinder besonders gefährdet sind, ist an sich völlig offensichtlich. Die Elastizität der Knochen des Gesichtsschädels ist im ersten halben Jahr erheblich größer als im zweiten halben Jahr, während sich die Biegungsfestigkeit infolge der fortschreitenden Knochenmineralisation nach unseren Erfahrungen vom 8. Monat an ständig stabilisiert. Wir können also durch die Heraufsetzung des Operationsalters die Zahl der späten Wachstumshemmungen weitgehend herabsetzen; gänzlich ausschalten läßt sie sich jedoch nicht. So werden sich beispielsweise umgekehrte Verzahnungen bei Kiefer-Gaumenspalten über 10 mm Breite selten vermeiden lassen, falls nicht schon durch den nach vorne gedrängten mittleren Spaltfortsatz ein spürbarer Ausgleich möglich war.

Daß beträchtliche Wachstumshemmungen des Oberkiefers durch unsachgemäß durchgeführte Lippenplastiken bei eventuell völlig versäumter kieferorthopädischer Kontrolle möglich sind, liegt auf der Hand.

Die Terminsetzung der Lippenplastik bei einseitig totalen Lippen-Kiefer-Gaumenspalten hat also eine grundsätzliche Veränderung erfahren. Wir wissen jetzt also, daß ein Spaltträger, dessen Lippenplastik relativ spät erfolgte, günstigere Voraussetzungen zum Verschluß der Gaumenspalte bietet.

Der günstigste *Operationstermin der Gaumenplastik* hat die Wissenschaftler auch lange Zeit beschäftigt. Das ist verständlich, wenn man bedenkt, daß das Ergebnis einer Gaumenplastik in viel stärkerem Maße durch den funktionellen Erfolg gekennzeichnet ist als das der Lippenplastik. Die operierte Lippe muß anatomisch kosmetisch imponieren; das Ziel einer Gaumenplastik ist aber, bei normalen Mittelgesichtsmaßen das normale Sprechvermögen wiederherzustellen. Dieses Ziel ist jedoch nur durch den restlosen Verschluß des harten und weichen Gaumens zu erreichen. Der Spaltträger müßte bei einer späteren Nachuntersuchung eine normale Umgangssprache besitzen und richtige Bißverhältnisse — also normale Mittelgesichtsmaße — aufweisen. Mit der Gaumenplastik will man also sowohl anatomisch normal rekonstruieren (ohne irgendwelche Spätfolgen zu setzen!) als auch eine normale Umgangssprache erreichen. Diese beiden Forderungen schließen sich aber beinahe gegenseitig aus, da die Frühoperation zwar eine Normalsprache sichert, aber eine mögliche Mittelgesichtsentstellung hervorruft, während umgekehrt die Spätoperation normale Mittelgesichtsmaße schafft, aber ungenügendes Sprechvermögen verursacht.

Bei den von uns vorgenommenen Nachuntersuchungen erwachsener Spaltträger lassen sich die Ergebnisse der Gaumenplastik auf eine geringe Zahl von Erscheinungsformen zurückführen. Als extreme Pole dieser endgültigen Ergebnisse finden wir zwei Typen, die gleichzeitig zum Angelpunkt des Problems der Gaumenplastik werden. Einmal ist

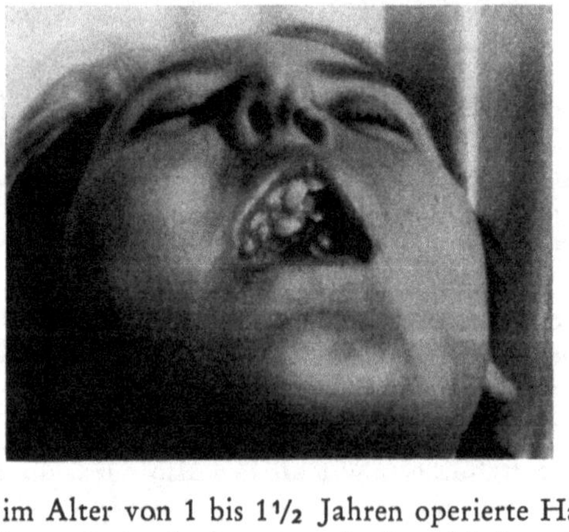

Abb. 19
Oberkieferwachstumshemmung durch frühzeitig durchgeführte Lippen- und Gaumenplastik mit abnormer und verengter Zahnstellung.

das der im Alter von 1 bis 1½ Jahren operierte Hasenschartenträger mit der typischen Oberkieferwachstumshemmung und sehr schlechten Zahnverhältnissen (Abb. 19), dessen Sprachtestung ein gutes Resultat ergibt.

Zum anderen finden wir als gegensätzlichen Pol den im Alter von 10 bis 12 Jahren operierten Patienten. Er besitzt ein normales Profil, normale Bißverhältnisse und erfreut sich oft einer völlig normalen Rekonstruktion der Gaumenanteile. Die hier durchgeführte Sprachbeurteilung zeitigt aber so schlechte Resultate, daß nur ein konsequent durchgeführter Sprechunterricht zu einer verkehrsfähigen Umgangssprache führt.

Der *richtige Operationstermin der Gaumenplastik* ist also der *goldene Mittelweg*, der als *Kompromiß* sowohl *kosmetisch befriedigt*, als auch imstande ist, die Ersatzlautsprache in eine *normale Umgangssprache überzuführen.*

Es ist verständlich, daß sich eine möglichst frühe plastische Versorgung der Gaumenspalte besser auf die Sprache auswirken muß. Die Beseitigung der Mißbildung erfolgt dann ja schon zu einem Zeitpunkt, der dem physiologischen Sprach- und Denkbeginn entspricht. Die Wiederherstellung des gespaltenen Gaumens bis zum dritten Lebensjahr wird also in der Mehrzahl der Fälle zur Normalsprache führen, während das nun einsetzende bewußte Denken bei späteren Operationen zwangsläufig ein längeres Erhalten der Gaumenspaltensprache bewirkte. Aus dieser Tatsache resultieren dann sehr oft Minderwertigkeitskomplexe. Andererseits ist es aber ebenfalls verständlich, daß so eingreifende Operationen, wie die Lippen- und Gaumenplastik, mit ihrer Weichteilmobilisation eine um so größere Wachstumshemmung des Oberkiefers hervorrufen müssen, je früher die Eingriffe vorgenommen werden.

Wie wir noch näher erörtern werden (S. 81), bevorzugen wir in letzter Zeit zur Deckung des Gaumens das zweizeitige Operationsverfahren nach *Schweckendiek*. Bei dieser Methodik wird im Alter von etwa 12 bis 16 Monaten bereits der weiche Gaumen operativ verschlossen, ohne wesentliche Entlastungsschnitte zu setzen. Der harte Gaumen wird hierbei nicht angegangen. Durch diesen Operationsakt erreichen wir eine Konstruktion des Velums in einem sehr frühen Lebensalter, ohne eine Oberkieferwachstumshemmung — die ja nur im Bereich des harten Gaumens auftreten kann — zu setzen. Beim normalen Sprechbeginn ist also schon das Velum funktionsfähig und ermöglicht einen weit besseren Sprechbeginn als bei einer noch vorhandenen Totalspalte. Als zweiter Akt folgt im Alter von 3 bis 4 Jahren der Verschluß des Defekts im harten Gaumen, der sich interessanterweise, wahrscheinlich infolge des funktionellen Reizes der Velummuskulatur, weitgehend verengt hat. Diese Methode hat sich uns in letzter Zeit bewährt, und wie wir an Kieferabgüssen und Fotos feststellen konnten, tritt hierbei nur in ganz seltenen Fällen eine Oberkieferwachstumsstörung auf.

Wenn wir also zu der Frage des Operationstermines der Gaumenplastik Stellung nehmen, so müssen wir zugeben, daß keine präzise Angabe zu machen ist. Unter der Berücksichtigung der spät durchgeführten Lippenplastik wird es uns aber in den meisten Fällen nach persönlicher Begutachtung gelingen, den Gaumen im 3. oder 4. Lebensjahr zu verschließen.

Voraussetzung zu dieser sprachlich günstigen Frühoperation ist einmal die bis dahin normale Oberkieferentwicklung mit richtigen Zahnverhältnissen, zum anderen aber die Gewißheit einer nach Operation einsetzenden Kontrolle mit evtl. notwendig werdenden kieferorthopädischen Maßnahmen.

d) Die doppelseitig-vollständige Lippen-Kiefer-Gaumenspalte (Der Wolfsrachen)

Diese Spaltart ist unter den häufigeren Formen die schwerste Gesichtsmißbildung. Bei ihr sind, ebenso wie bei der selten vorkommenden doppelseitigen, vollständigen Lippen-Kieferspalte, die rechte als auch die linke Seite der gesamten Oberlippe, der Kiefer sowie der Gaumen gespalten. Wie die Abbildung 20 zeigt, ist also auch

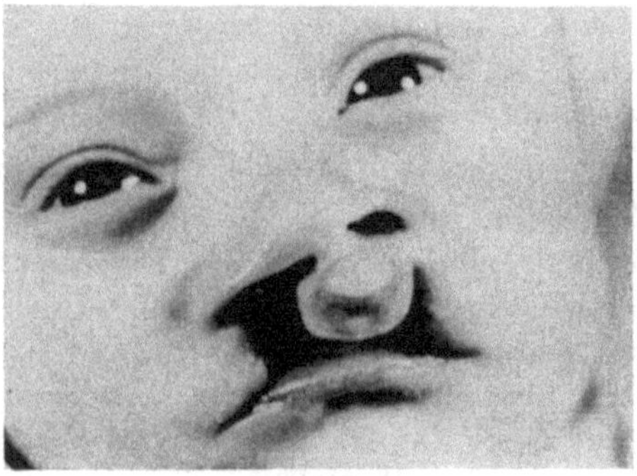

Abb. 20a

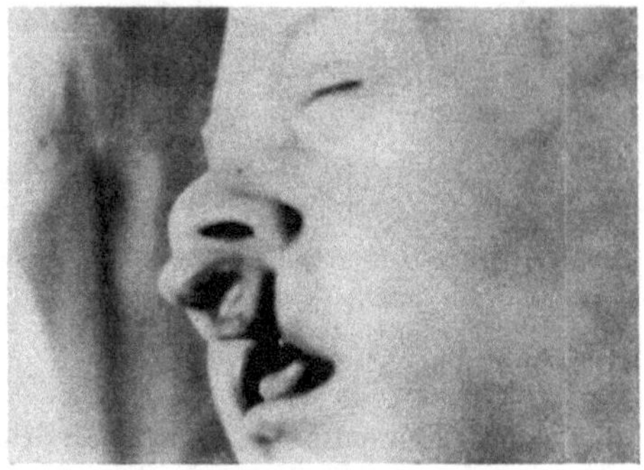

Abb. 20b

Abb. 20 a+b
Doppelseitig vollständige Lippen-Kiefer-Gaumennspalte vom Typ I.

hier der Zwischenkiefer völlig isoliert und hängt gewissermaßen — das ist aus der Profilaufnahme sehr gut zu entnehmen — nur noch an der Nase. Auch der Gaumen ist hier gespalten, so daß auf beiden Seiten der gesamte knöcherne Nasenboden fehlt. Bei einer Betrachtung des Oberkiefers vom Munde her fällt besonders das Pflugscharbein auf, das gemeinsam mit dem Nasenseptum den isolierten Zwischenkiefer trägt.

Bei einer Beurteilung des Wolfsrachens müssen wir immer von dem Verhalten des Zwischenkiefers ausgehen. Er ist es schließlich, der durch seine anatomische Lage die Schwere der Mißbildung bestimmt. Wie bei allen Grundtypen gibt es auch hier wieder einen sehr großen Formenreichtum. Aus diesem Grunde unterscheiden wir auch zwei Typen doppelseitiger Lippen-Kiefer-Gaumenspalten.

Beim *Typ I* handelt es sich um die in der Mehrzahl der Fälle vorkommenden Wolfsrachen, bei denen der isolierte Zwischenkieferanteil noch in der Nähe der beiden Kieferstümpfe steht. Der sehr *selten* auftretende *Typ II* umfaßt dagegen die doppelseitigen Lippen-Kiefer-Gaumenspalten, deren Bürzel (Zwischenkiefer) extrem weit vorsteht. Wir verstehen darunter alle die Fälle, bei denen der Zwischenkiefer über 15 mm vom gespaltenen Kieferrand entfernt ist (Abb. 21). Das Operationsverfahren dieser Spaltarten richtet sich nach diesen Typen; sie werden im nächsten Kapitel besprochen.

Der *Operationstermin* dieser schweren Erkrankung wird durch die die Mißbildung ausgelösten Funktionsstörungen bestimmt. Es kommt hier vor allen Dingen auf folgende Fragestellung an: Gelingt es durch irgendwelche Operationsmethoden, die sogenannte Funktionseinheit Kiefer—Gaumen wieder herzustellen oder nicht? Ist die

Einordnung dieses isolierten, an der Nase hängenden Teilgebildes in eine annähernd anatomisch normale Form durch bestimmte Verfahren zu erreichen? Ist ein normaler Durchbruch der zweiten Zähne möglich oder nicht? Zu erkennen ist dieses am Verhalten des Zwischenkiefers, der sich zumindest in den anatomischen Rahmen des Kieferbogens einfügen muß.

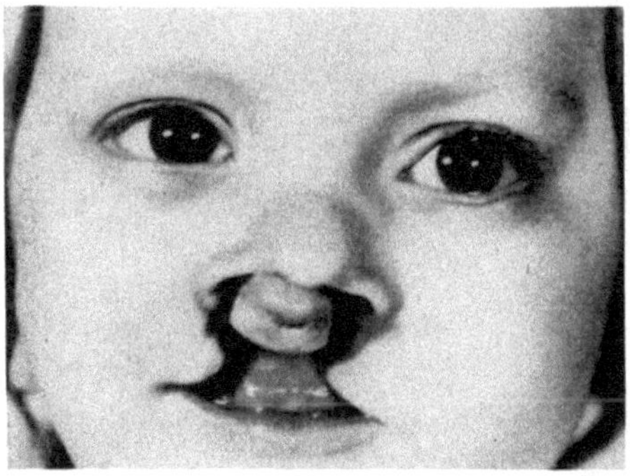

Abb. 21 a

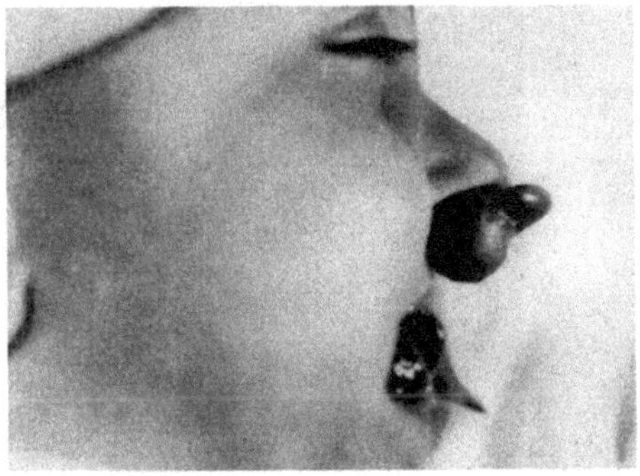

Abb. 21 b

Abb. 21
Doppelseitig vollständige Lippen-Kiefer-Gaumenspalte vom Typ II mit extrem prominentem Bürzel.

Wir haben (in ähnlicher Weise wie bei den einseitigen Totalspalten) die Beziehungen zwischen Operationstermin und dem Verhalten des Bürzels zu den Kieferstümpfen und den anderen Formveränderungen durch genaues Modellstudium, Fotografie usw. nachgeprüft. Zu diesem Zweck wurden vier Altersgruppen aufgestellt, die jeweils ein Vierteljahr umfaßten, da in der Mehrzahl der Fälle die Lippen der Wolfsrachenträger zweizeitig operiert worden sind.

Von der Fragestellung ausgehend, zu welchem Zeitpunkt die Lippenplastiken vorgenommen werden müßten, um einen annähernd normalen Oberkieferbogen zu erhalten, operierten wir die in Gruppe A erfaßten Säuglinge vom 3. bis 6. Lebensmonat, die in Gruppe B erfaßten Kinder vom 6. bis 9. Monat, Gruppe C vom 9. bis 12. Monat, während die Gruppe D jene Wolfsrachenkinder umfaßte, die 12 Monate und älter waren.

Tabelle 13

	Gruppe			
	A	B	C	D
Operationsalter (Lebensmonat)	3—6	6—9	9—12	12 u. älter
Fallzahl	20	14	14	14
Doppelte totale LKG	15	12	13	8
Deformierte .... (nicht eingerückte Zwischenkiefer)	0	25—33 %	45—50 %	50 %

Die besten Ergebnisse zeigte die Gruppe A (Operationstermin 3. bis 6. Monat). In diesem Vierteljahr rückten alle Zwischenkiefer in den Kieferbogen ein, während bei späteren Operationen im steigenden Maße eine normale Eingliederung nicht erfolgte.

In solchen Fällen lag der Bürzel wie eine Schranke vor beiden Kieferfortsätzen (Abb. 22).

Diese Ergebnisse zeigen sehr deutlich, daß mit zunehmendem Alter das Operationsziel — der rekonstruierte Kieferbogen — nicht erreicht wird. Aus diesem Grunde sollte insbesondere die zweizeitige Operationstechnik nach Möglichkeit nur im

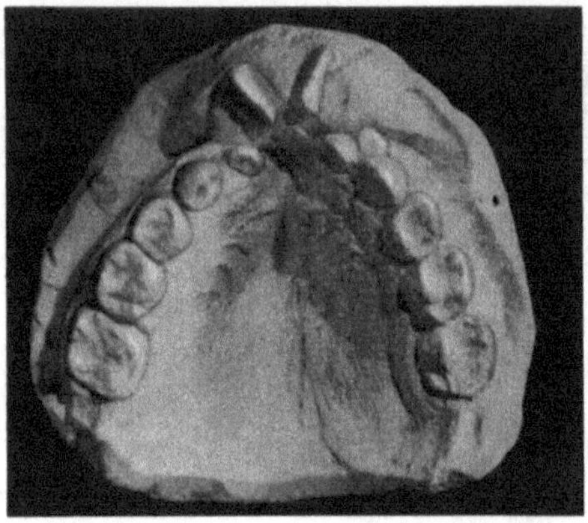

Abb. 22
Nicht eingerückter und abnorm gelagerter Zwischenkiefer, der wie eine Schranke vor beiden Kieferfortsätzen lagert.

1. Lebenshalbjahr durchgeführt werden. Die schon weitgehend verkalkten Knochen des Gesichtsschädels lassen den Erfolg — das Einrücken des Zwischenkiefers in den Kieferbogen — im späteren Alter nicht mehr erwarten.

Auch bei den neueren Operationsmethoden, die weiter unten behandelt werden, sollte der Operationstermin nicht über das erste Lebenshalbjahr hinausgeschoben werden .

Wie bei der einseitig totalen Lippen-Kiefer-Gaumenspalte wird auch beim Wolfsrachen die Gaumenplastik nach oben dargelegten Grundsätzen durchgeführt. Gerade weil bei der doppelseitigen Lippen-Kiefer-Gaumenspalte ein noch größerer Defekt zu überbrücken ist und beide Nasenböden rekonstruiert werden müssen, ist eine sorgfältige Überwachung zwischen den Terminen der Lippen- und Gaumenplastik erforderlich. Erst die laufenden Kontrollen mit Aufnahme des Bißbefundes geben Auskunft, wann frühestens die Gaumenplastik durchzuführen ist. Eine Operation vor dem 30. Lebensmonat müssen wir aber in diesen Fällen eben aus den unter c) genannten Gründen ablehnen.

3. Die isolierten Gaumenspalten

a) Die Velumspalte (Spalte des weichen Gaumens)

Bei der Velumspalte handelt es sich, wie wir bereits in der Statistik sahen, um eine Mißbildung, die das weibliche Geschlecht gehäuft befällt. Sie kann als relativ harmlose Fehlbildung angesehen werden, da sich bei ihr, wie die Abbildung 23 zeigt, der Defekt auf die Velummuskulatur beschränkt. Bei dieser Spaltbildung sehen wir das typische Bild des sogenannten „gespaltenen Zäpfchens“, und tatsächlich finden sich von kleinsten Einziehungen im Bereich des Zäpfchens über isolierte Zäpfchenfissuren Spalten des gesamten weichen Gaumens.

Zur Frage des *Operationstermins* ist hier zu sagen, daß schon durch eine geringfügige Spaltung des weichen Gaumens der Abschluß zwischen Mund- und Nasenhöhle gefährdet ist, daß wir also bei unversorgter oder spätversorgter Spaltbildung eine typische Gaumenspaltsprache hören. Aus diesem Grunde ist ein frühzeitiger Verschluß empfehlenswert. Er wird im allgemeinen bis zum 30. Lebensmonat vorgenommen. Da bei dieser Spaltung die knöcherne Kiefer-Gaumeneinheit nicht berührt ist, sind keine operativen Spätfolgen zu befürchten.

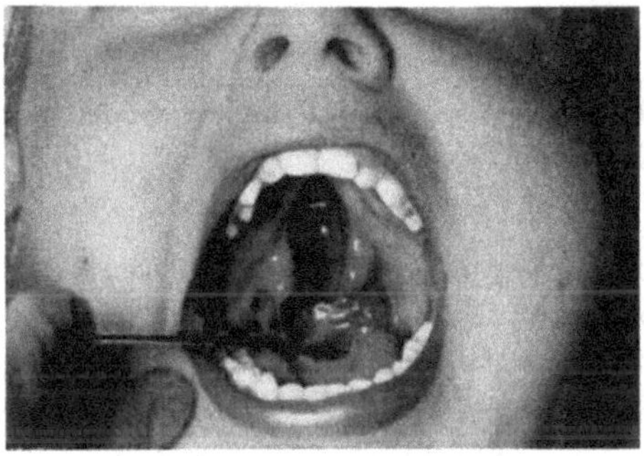

Abb. 23 Velumspalte (Spalte des weichen Gaumens).

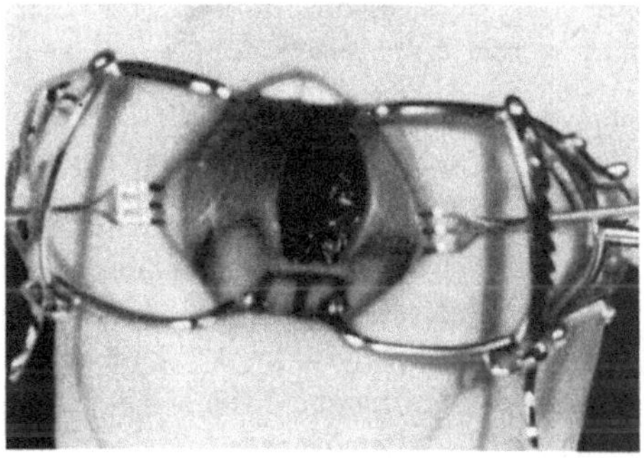

Abb. 24 Mediane Gaumenspalte.

b) Die mediane Gaumenspalte

Hier ist zumindest ein Teil des harten Gaumens gespalten, ja in vielen Fällen reicht die dabei immer auftretende mediane bzw. doppelseitige Gaumenspalte bis an den Kieferrand heran (Abb. 24). Wir finden also ähnliche Bilder wie bei den doppelseitigen Lippen-Kiefer-Gaumenspalten, nur mit dem prinzipiellen Unterschied, daß Lippe und Kiefer intakt sind.

Entsprechend diesen anatomischen Gegebenheiten — der Defekt ist also neben der Spalte im weichen Gaumen auch auf den knöchernen, harten Gaumen ausgedehnt — muß man trotz des erhaltenen Kieferbogens bei der operativen Versorgung immer daran denken, daß die Mobilisierung der Weichteile, insbesondere auch der Knochenhaut, zu späteren Wachstumshemmungen führen kann. (Wir machen in diesem Zusammenhang auf die Ausführungen aufmerksam, die unter dem Kapitel der einseitigen Lippen-Kiefer-Gaumenspalte (2 c) abgehandelt wurden). Auch bei dieser Spaltform ist also hinsichtlich des Operationstermins eine Kompromißlösung anzustreben. Wir gehen daher folgendermaßen vor:

Bei normalen Zahnverhältnissen, also einem bis dahin ungestörten Oberkieferwachstum, operieren wir die Kinder zwischen 35. und 40. Lebensmonat. Ist die Spalte des harten Gaumens sehr umfangreich, so wählen wir aus sprechtechnischen Gründen ein zweizeitiges Verfahren. In solchen Fällen operieren wir lediglich den weichen Gaumen bis zum 30. Lebensmonat, warten die weitere Entwicklung ab, da oft eine erhebliche

Verengerung der Spalte des harten Gaumens eintritt, und verschließen den Defekt im knöchernen Gaumen entsprechend den dann vorliegenden Verhältnissen (meist mit 3½ Jahren).

c) Die okkulte Gaumenspalte

Es finden sich manchmal auch anscheinend normale Gaumen, bei deren näherer Untersuchung man aber feststellt, daß der Mittelteil des harten und weichen Gaumens mit einer dünnen, membranartigen Haut überzogen ist. Die knöchernen Gaumenbeine sind hierbei gespalten.

Eine *operative Versorgung* dieser Fälle richtet sich nach dem Sprechvermögen des Patienten. Sie wird also nur durchgeführt, wenn die Sprachfunktion gestört ist. Der Operationstermin richtet sich nach den bereits geschilderten Gegebenheiten.

Eine besondere Form der okkulten Gaumenspalte ist eine angeborene Atrophie der Velummuskulatur. Wir finden hier also makroskopisch völlig normale Verhältnisse. Der harte Gaumen ist intakt, und auch der weiche Gaumen scheint völlig normal zu sein. Die von diesem Leiden befallenen Kinder sprechen aber stark nasal, haben bei einer klinischen Überprüfung ein offenes Näseln, und es läßt sich nachweisen, daß das Velum oftmals zwar beweglich, jedoch nicht funktionsstark genug ist. Wie Abbildung 25 zeigt, finden wir in solchem Velum, das weitgehend aus Schleimdrüsen

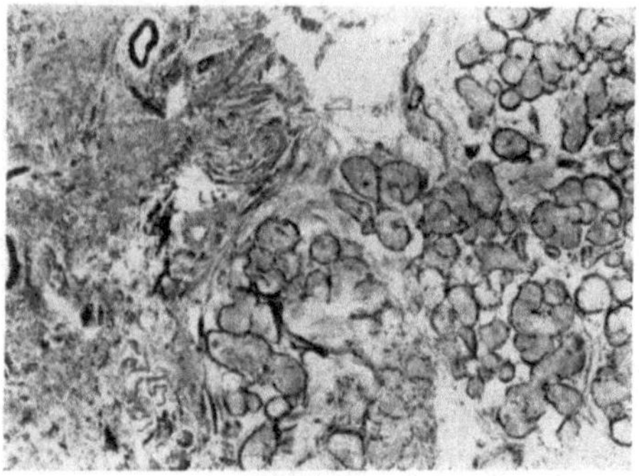

Abb. 25 a

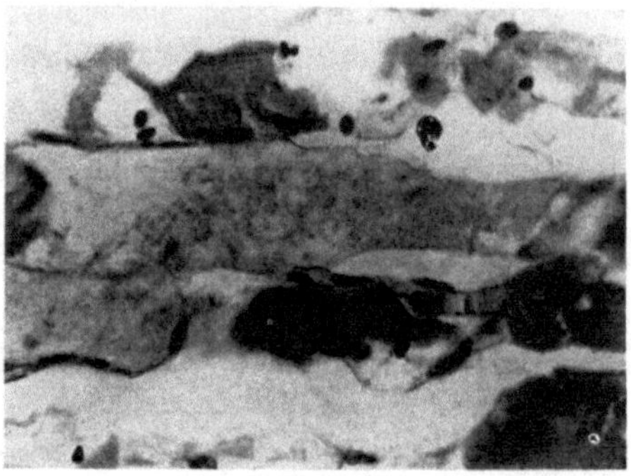

Abb. 25 b

Abb. 25
Mikroaufnahme aus dem Bereich eines weichen Gaumens, der eine hochgradige Degeneration der Myofibrillen und eine Ansammlung von Schleimdrüsen aufweist. Infolge dieser Muskelfehlentwicklung ist die Dysfunktion und dadurch das offene Näseln erklärbar.
(Histologie: Doz. Dr. *Buchaly*)

und aus atrophischer Muskulatur besteht, eine umfangreiche Degeneration der Myofibrillen.

Als Therapie kommt hier nur eine umfangreiche Pharyngoplastik in Betracht. Infolge der verschleppten Diagnostik werden die Kinder daher relativ spät operiert und müssen unbedingt einer Sprachtherapie zugeführt werden.

d) Mikroformen

Schon Ende des vorigen Jahrhunderts war aufgefallen, daß manche Verwandte von Spaltträgern Zahnanomalien bestimmter Art aufwiesen (Lucas). Erst *Schröder* konnte diese Tatsache deuten und bezeichnete diese typischen Fehlstellungen im Bereich des seitlichen Schneidezahns bzw. eine Nichtanlage der zweiten Schneidezähne als „Mikroformen“. Sie sollen als Ausdruck einer Unterentwicklung des Gewebes gelten und im engen Zusammenhang mit den Lippen-Kiefer-Gaumenspalten stehen. In der Abbildung 26 ist eine Nichtanlage der seitlichen Schneidezähne wiedergegeben (Röntgenaufnahme).

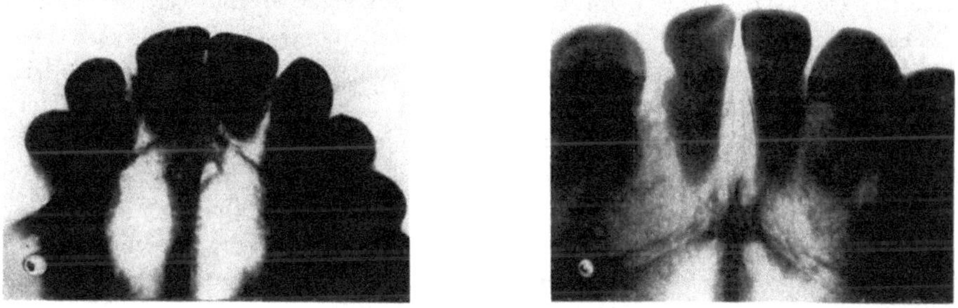

Abb. 26a Abb. 26b

Abb. 26

Röntgenaufnahme des Frontzahnbereiches einer Spaltträgermutter. Die Nichtanlage der seitlichen oberen Schneidezähne ist deutlich zu erkennen. Man bezeichnet solche Zahnanomalien in der Spaltträgerverwandtschaft als sogenannte Mikroformen.

VIII. Seltene Formen

Daß die Angaben über die Häufigkeit seltener Gesichtsspalten außerordentlich schwanken, liegt daran, daß zumeist ein zu kleines Krankengut erfaßt werden kann. Auch wir sehen bei einem relativ hohen Durchgang von „normalen Spaltträgern“ — wir verstehen darunter die eben geschilderten Fälle von Hasenscharten und Wolfsrachen und ihre Kombination miteinander — nicht oft diese seltenen Gesichtsspaltformen. Wenn wir mit folgenden Verhältniszahlen einen ungefähren Stand über das Auftreten seltener Gesichtsspalten geben wollen, so bestätigen wir die Angaben der wenigen Statistiken. Wir sehen die queren und schrägen Gesichtsspalten im Verhältnis 1 : 100 zu anderen Patienten (1 : 100 000), während wir mediane Oberlippen- und Unterkieferspalten nur einmal unter 1000 Spaltträgern finden. Das entspricht einem auf die normale Bevölkerung umgeschlagenen Häufigkeitswert von fast 1 : 1 000 000.

1. Die quere Gesichtsspalte

Diese Mißbildungsart kommt auch in verschiedenen Graden vor. Von einer einseitigen Mundwinkelerweiterung über Formen, wie sie Abbildung 27 a zeigt, finden wir schwere Mißbildungen, die von einem Mundwinkel bis zum Ohrläppchen ziehen. Bei dieser Spaltart treten häufig Kombinationen mit Ohrmißbildungen, besonders sogenannte Ohranhänge auf (Abb. 27 b). Es kann sogar dabei zu einem völligen Fehlen der Ohrmuschel kommen.

Die leichten und mittelschweren Formen sind noch mit gutem Erfolg operativ zu versorgen, wohingegen bei den schweren und schwersten Formen umfangreiche Eingriffe, die erst im späteren Alter durchgeführt werden können, erforderlich sind. Ebenso wie es hier einseitige Mißbildungen geben kann, sind — wenn auch sehr selten — doppelseitige schwere Gesichtsspalten beschrieben worden.

2. Die schräge Gesichtsspalte

Die schräge Gesichtsspalte ist dadurch gekennzeichnet, daß eine deutliche Spaltung von der Oberlippe zum inneren Augenwinkel zieht. Wie bei allen Spaltformen, kommen die verschiedenen Ausmaße vor. So sind Einziehungen im Bereich des inneren Augenwinkels mit nach außen rotierter Schleimhaut, narbenähnliche Stränge im Bereich des Nasenflügels und umfangreiche Totalspaltungen möglich. Abbildung 28 zeigt einen sehr schweren Fall, bei dem es sich um eine doppelseitige, schräge Gesichts- und Gaumenspalte handelt. Man sieht auf diesem Bild den doppelseitig gespaltenen Gaumen und die Spalten, die von der Oberlippe bis in die inneren Augenwinkel ziehen. Obwohl auch die Lippe durch diese Schrägspalten unterteilt ist, liegt hier

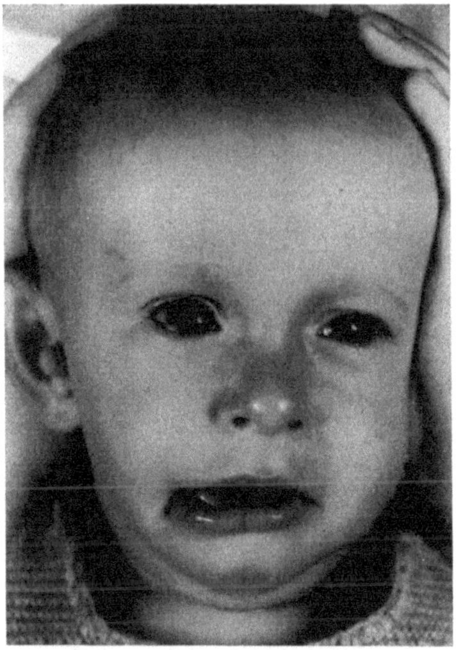

Abb. 27 a

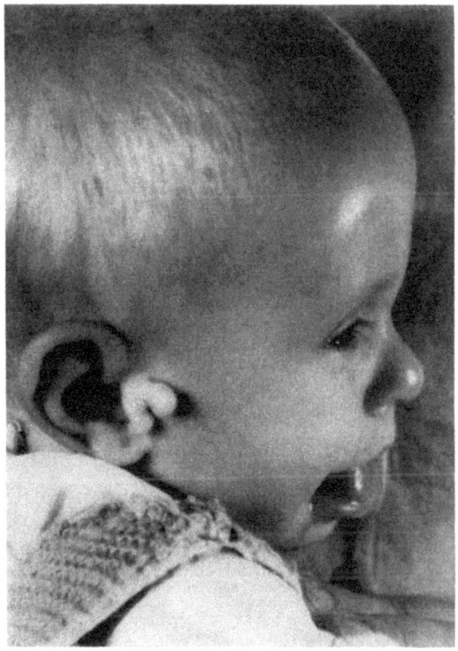

Abb. 27 b

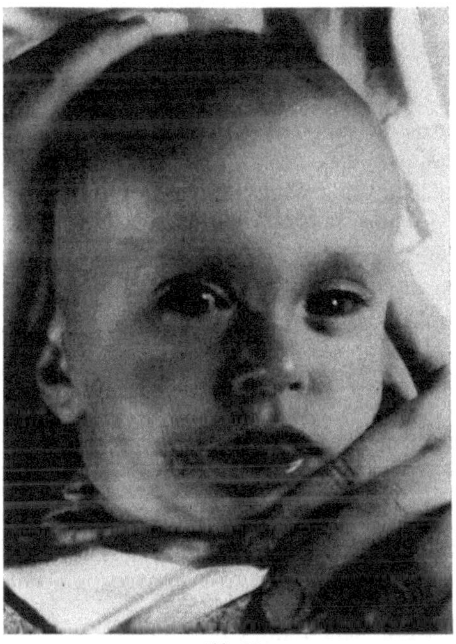

Abb. 27 c

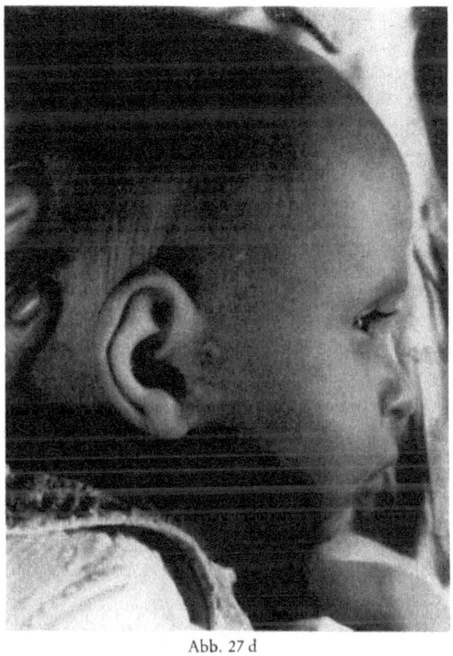

Abb. 27 d

Abb. 27 a—d
Quere Gesichtsspalte mit Ohranhängen vor und nach der Operation (Operateur: Prof. Dr. Dr. *Rosenthal*).

keine doppelseitige Lippenspalte vor. Die Naseneingänge sind völlig normal und weisen keine Lippenweiß- oder -rotveränderungen auf. Dagegen ist infolge der doppelseitigen Schrägspaltung die gesamte Nase aus dem normalen Niveau herausgehoben.

Die operativen Möglichkeiten sind bei den Schrägspalten oft noch günstiger als bei den schweren Querspalten, doch muß trotz häufiger Eingriffe mit einer gewissen Entstellung gerechnet werden.

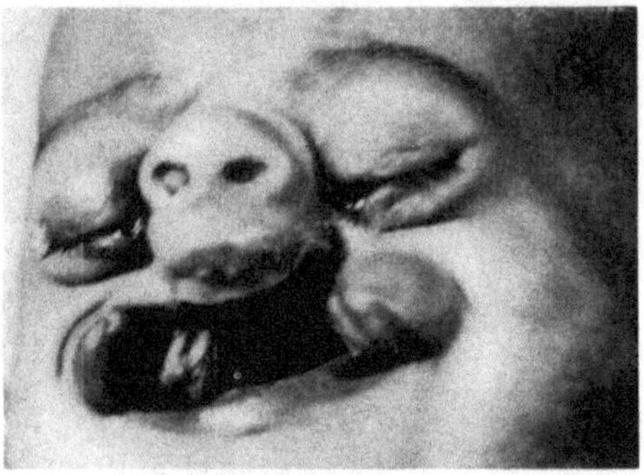

Abb. 28 Doppelseitige schräge Gesichts- und Gaumenspalte. (Beobachtung Prof. Dr. Dr. *Rosenthal*).

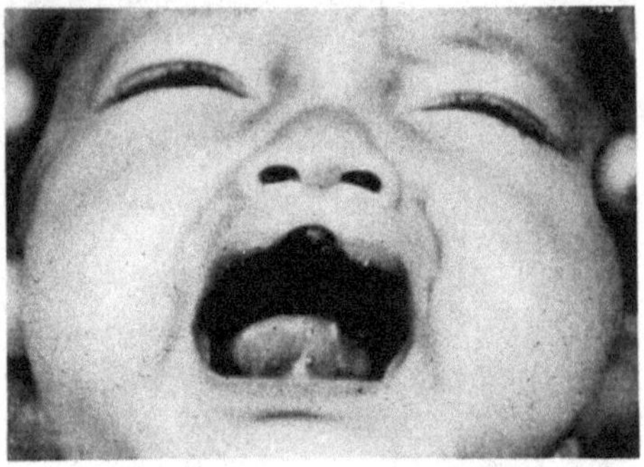

Abb. 29 Mediane Oberlippenspalte.

3. Die mediane Oberlippenspalte

Eine mediane Oberlippenspalte kommt normalerweise bei manchen Säugetieren, besonders bei den Nagern vor. Sie ist nach Ansicht einiger Wissenschaftler auch der Ursprung des Wortes „Hasenscharte". Bei Menschen gilt diese Spalte dagegen immer als Fehlentwicklung. Die Mißbildung findet sich sehr selten, kommt aber in den verschiedensten Variationen vor. Der leichteste Grad besteht in einer meist gar nicht beachteten medianen Einkerbung des Lippenrotes; schwerere Fällen zeigen einen deutlichen Substanzverlust des Lippenweiß und -rotes. Eine totale Medianspalte des Kiefers ist sehr selten, in der Mehrzahl der Fälle beschränkt sich diese Mißbildung auf die Lippenweichteile.

Die Abbildung 29 zeigt einen Fall mit einer medianen Oberlippenspalte. Das Lippenrot ist völlig gespalten, während der Lippenweißanteil nur bis zur Hälfte der Oberlippe betroffen ist. Der Kiefer und der Gaumen sind bis auf eine im Bereich des Zwischenkiefers liegende Anomalie intakt.

Die Doppelanlage des Lippenbändchens fällt hierbei auf, die ihrerseits direkt in die steil gestellten Kieferfortsätze einmünden.

Die medianen Oberlippenspalten können aber auch so umfangreich werden, daß nicht nur der mittlere Oberlippenanteil, sondern auch das Nasenseptum und das Pflugscharbein fehlen; auch Kombinationen mit einer Nichtanlage des Riechhirns sind beschrieben worden.

Diese schweren Fälle treten sehr selten auf, die befallenen Kinder sind meist nicht lebensfähig. Die leichteren Fälle lassen sich jedoch sehr gut operativ verschließen, doch sollte man bei der Ansetzung des Operationstermines auch immer an die besprochenen Spätfolgen denken. Der im Bild dargestellte Fall entspricht einer einfachen unvollständigen Lippenspalte und wurde deshalb von uns im 8. Monat operiert.

4. Die Unterlippenspalte

Medianspaltungen der Unterlippe und des Unterkiefers sind schon mehrmals beschrieben worden. Es handelt sich dabei von Unterlippenroteinziehungen über Kerben, die bis zur Mitte des Kinns herunterziehen, bis zu Spalten, die einen großen Teil oder sogar die Gesamtheit des Unterkiefers miteinbeziehen. In diesen Fällen sind dann die Unterkieferhälften gegenseitig beweglich. Bei dieser Art von Mißbildungen ist des öfteren die Zunge geteilt, ja, es ist schon eine Spaltung der gesamten Zunge abwärts bis zum Zungenbein *(Salzer)* und sogar bis zum Brustbein reichend *(Woelfer)* beschrieben worden. Bei diesen schweren Fällen handelt es sich um kombinierte Haut-Weichteil-Knochenspalten, die den Unterkiefer in zwei bewegliche Hälften zerlegt hatten.

Diese schweren Fälle sind operativ endgültig erst im Erwachsenenalter zu versorgen, da eine Knochenplastik erforderlich ist. Dagegen können die leichteren Fälle, insbesondere die Weichteilspalten, frühzeitig verschlossen werden. Eine zahnärztlich-prothetische Behandlung ist hier fast immer angebracht.

5. Die mediane Nasenspalte (Doggennase)

Das Charakteristische dieser Mißbildung ist eine in der Mittellinie der Nase liegende Einziehung, die — je nach Schweregrad — zu einer weit auseinandergezogenen Doggennase werden kann. Die leichteren Fälle sind besonders im vorderen Teil der

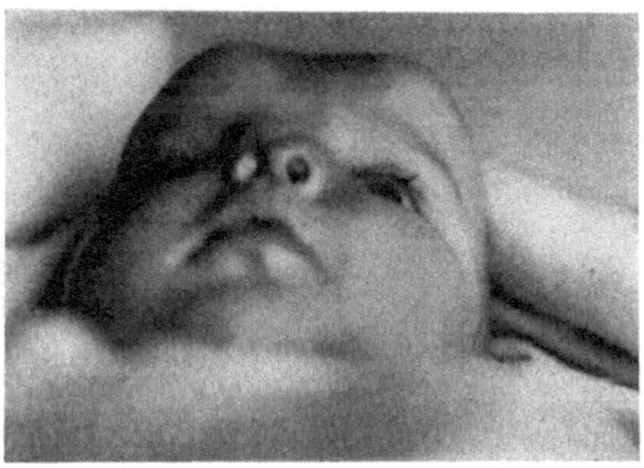

Abb. 30a

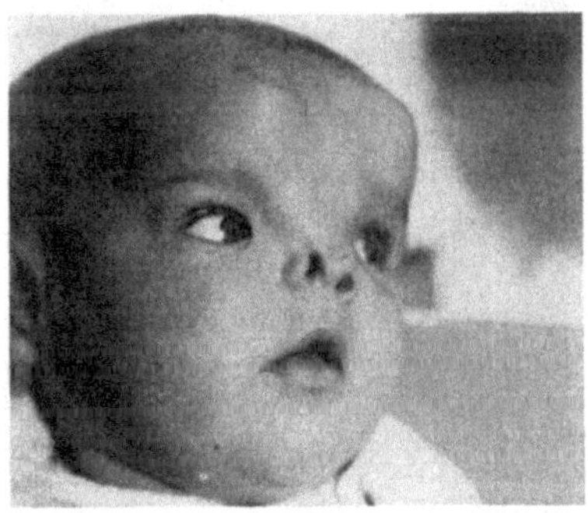

Abb. 30b

Abb. 30
Mediane Stirnspalte mit Übergang zur Doppelnasenbildung. Interessanterweise findet sich hier auch eine typische Nasenflügelspalte.

Nase lokalisiert. Wie bei allen Gesichtsmißbildungen gibt es jedoch fließende Übergänge, so daß man auf der Abbildung 30 die zusätzliche mediane Stirnspalte mit einem Übergang zur Doppelnasenbildung beobachten kann. Interessanterweise findet sich hier auch eine typische Nasenflügelspalte, die im nächsten Absatz näher betrachtet werden soll. Bei diesen schwersten Graden der Mißbildung, der sogenannten geteilten Doggennase, die oftmals die Stirn mit einbezieht, besteht eine vollständige Teilung der äußeren Nase, die bis auf das Niveau des Oberkiefers reichen kann. Die median gelegene Einziehung, die durch die gespaltenen Blätter des Nasenseptums geteilt werden, können eine Breite von mehreren Zentimetern einnehmen. So zeigt der dargestellte Fall nicht im Bereich der Nasenspitze die größte Gesichtsbreite, sondern in Augenhöhe. Dadurch ist eine erhebliche Verbreiterung des oberen Gesichtsschädels bedingt. Die Distanz der inneren Augenwinkel ist in solchen Fällen über das ein- bis anderthalbfache vergrößert. Während in dem von *Lehmann-Nitsche* beschriebenen Fall die weit auseinandergewichenen Stirnbeine bei einer Augenwinkeldistanz von 75 mm knöchern verschlossen waren, war in dem obigen Fall ein deutliches Klaffen der Stirnbeine nachweisbar.

Die *operative Versorgung* solcher schweren Gesichtsmißbildungen kann endgültig erst im Erwachsenenalter durchgeführt werden, da neben der Knocheneinpflanzung plastische Eingriffe in Frage kommen, die im frühen Kindesalter nicht zu empfehlen sind.

6. Die seitliche Nasenspalte

Obwohl vom wissenschaftlichen Standpunkt die seitliche Nasenspalte (Abb. 31) noch nicht einwandfrei in einen bestimmten Mißbildungskreis eingegliedert wurde, finden

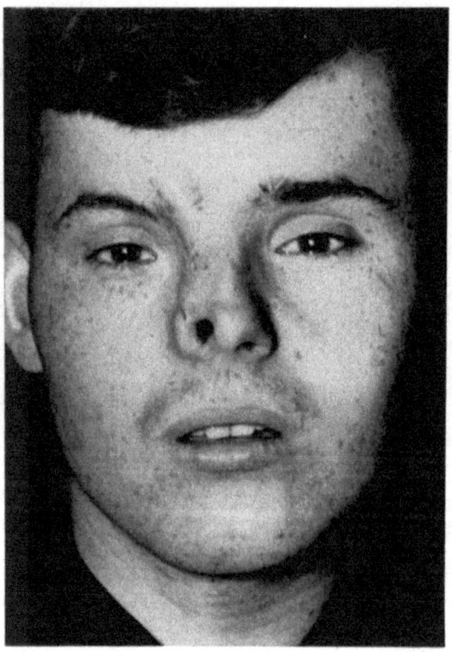

Abb. 31 a

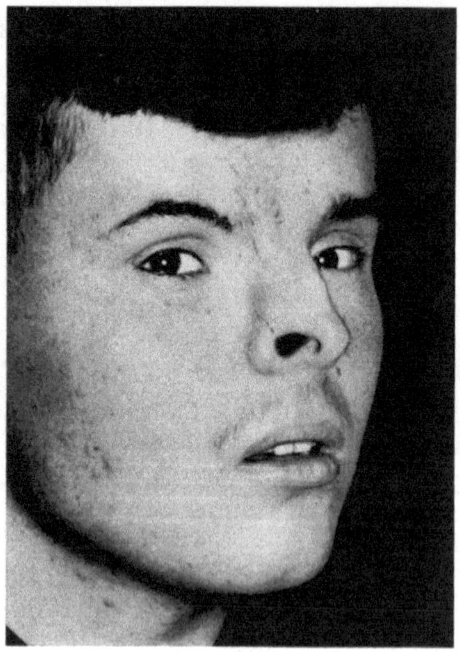

Abb. 31 b

Abb. 31
Seitliche Nasenspalte.

wir die in leichten Fällen ausgesprochen harmlose Nasenflügelspalte am häufigsten. Hierbei handelt es sich um einen einseitigen Defekt im Bereich des knorpligen und häutigen. Nasengerüstes. In der Mehrzahl der Fälle überschreitet die Spalte nicht die Länge von 15 mm. Demgegenüber sind natürlich auch außerordentlich schwere Formen bekanntgeworden, die bis zu einem Fehlen des gesamten seitlichen knöchernen und knorpligen Nasenskeletts führen. Da bei dem knöchernen Defekt, ebenso wie bei der schrägen Gesichtsspalte, der innere Augenwinkel bzw. manchmal sogar die gesamte Augenhöhle miteinbezogen werden kann, ist von verschiedenen Seiten behauptet worden, die seitliche Nasenspalte wäre nur eine Abart der schrägen Gesichtsspalte *(Biedalot)*. Eine kürzliche Zusammenstellung der seitlichen Nasenspalten *(Schlegel)* bestätigte unsere Angaben der Häufigkeit. Ob es sich bei dieser seltenen Spaltart um primäre oder sekundäre Gesichtsspalten handelt, ist auch heute noch nicht endgültig geklärt.

Die *operative Versorgung* der Nasenflügelspalten, also der leichteren Fälle, macht keine allzu große Schwierigkeiten, doch ist es empfehlenswert, die Operation erst nach dem 6. Lebensmonat vorzunehmen.

IX. Pflege des neugeborenen mißgebildeten Säuglings

Bei der Betreuung eines Säuglings mit Hasenscharte oder Wolfsrachen müssen wir immer daran denken, daß es sich bei diesen Neugeborenen um an sich vollkommen gesunde Kinder handelt. *Die Pflege und Ernährung hat sich hier also weitgehend nach der des normalen Säuglings zu richten.* Wir stellen auf Grund unserer umfangreichen Eltern-Befragungen sowie der eigenen Untersuchungen fest, daß nur ein geringer Prozentsatz — der dem normalen entspricht — erheblich unter dem Sollgewicht zur Welt kommt. In der Mehrzahl der Fälle haben die Spaltkinder das normale Geburtsgewicht von 3200 g (Mädchen) und 3400 g (Knaben) überschritten. Es handelt sich oftmals sogar um sehr gut aussehende Kinder mit ausdrucksvollen Augen, die lediglich durch die Entstellung im Bereich der Oberlippe mißbildet sind. In der Abbildung 32 a wird ein Ausschnitt und in Abbildung 32 b das gesamte Gesicht eines

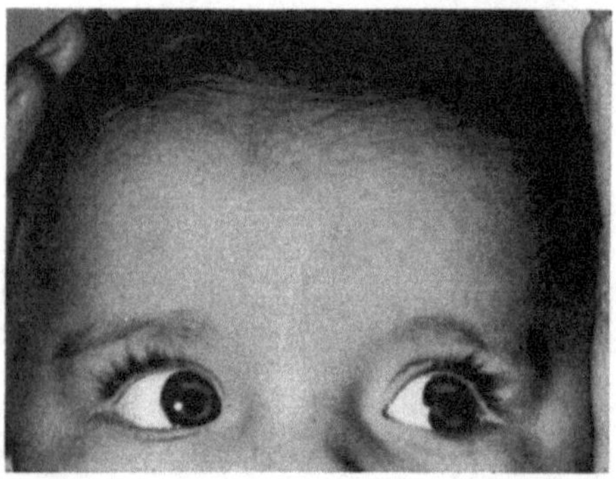

Abb. 32 a

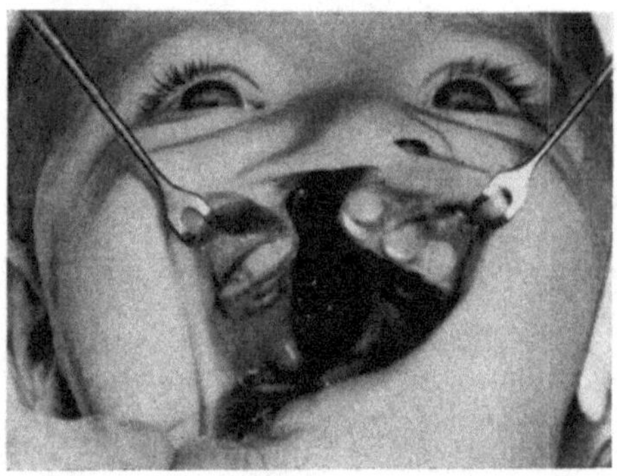

Abb. 32 b

Abb. 32 a+b

Soll die normale Ausdruckskraft eines Säuglings vermitteln, der der Mißbildungsbefund einer vollständigen Hasenscharte bei demselben Kind gegenübersteht.

deformierten Kindes dargestellt. Diese Bilder veranschaulichen die *normale Ausdruckskraft eines normalen Kindes.* Es ist unbedingt erforderlich, daß die Eltern von vornherein ihr Kind zwar als ein vom Schicksal benachteiligtes, aber *normales* Kind ansehen. Ein Mensch wird immer durch Erbanlage und Umwelt geformt; es ist daher zweifellos möglich, vieles auszugleichen und dem Kind Wege zu eröffnen, die es trotz seiner Mißbildung in normale Bahnen leiten.

Eltern, die auf dem Standpunkt stehen, dem „armen, kranken Kind" müsse man doch alles erleichtern, müsse man alle Hindernisse aus dem Wege räumen, werden die Nachteile dieser Einstellung im ersten Schuljahr spüren. Gerade diese Kinder müssen selbstsicher werden, und das wird nur erreicht, wenn sie selbst überzeugt sind, normal und gesund zu sein. An einer Lippen-Kiefer-Gaumen-Spalte sollte das Leben nicht scheitern.

Auf die spezielle Psychologie des Spaltträgers und die vorbeugenden Maßnahmen werden wir noch in einem späteren Kapitel eingehen.

Alle Schäden, die nun zwangsläufig infolge der Spaltbildung zustandekommen, sind sekundärer Natur. Es ist verständlich, daß die Kinder infolge des großen Gaumendefektes nicht saugen können. Daher wird allzu häufig die Muttermilchgabe vorzeitig abgebrochen und viel zu früh auf die künstliche Nahrung umgesetzt. Es muß betont werden, daß wir sehr großen Wert auf die Muttermilch-Ernährung legen und jeder Mutter nur empfehlen können, solange wie möglich zu stillen, bzw. die abgepumpte Muttermilch zu verabreichen. Als ein Beweis für die Bedeutung, die wir dieser Tatsache beimessen, machen wir darauf aufmerksam, daß vielerorts stillende Mütter prinzipiell mit in die klinische Behandlung aufgenommen werden.

Um die Nahrungsaufnahme zu erleichtern und ein annäherndes Saugen möglich zu machen, hat man sich auch kleiner Obturator-Konstruktionen bedient. Das Prinzipielle dieser Konstruktionen, die insbesondere *Warnekros* zu verdanken sind, bestand in einer Oberkieferprothese mit einem Obturatorkloß für den Spaltdefekt. Dieser Obturator wurde mit der Säuglingsflasche verbunden, so daß ein Saugen möglich wurde. Abbildung 33 zeigt eine Modifikation dieses Warnekrosschen Obturators.

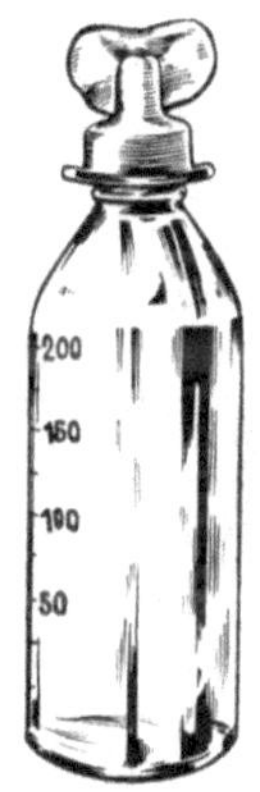

Abb. 33
Sogenannter Baby-Bottle (Flaschen)-Obturator, der die Nahrungsaufnahme erleichtern soll.

Unser großer Spaltträger-Durchgang ermöglichte es uns nicht immer, solche Obturatoren anzufertigen. Dabei zeigte es sich, daß wir sehr gut ohne sie auskamen. Der Spaltträger-Säugling gewöhnt sich in kürzester Zeit an das Hineinfließen der Nahrung, was u. E. das Entscheidende ist. Man darf also zur Ernährung dieser Kinder keine modernen Sauger verwenden, sondern sich der alten Flaschennuckel bedienen, deren Öffnung erweitert werden muß. In ziemlich großen Schlucken trinkt das Kind nach einigen Tagen ohne Mühe und gedeiht bei dieser Ernährung ausgezeichnet. Da die abgepumpte Muttermilch ja auch in dieser Form verabreicht wird, ist die Umsetzung auf Alete oder Babysan bzw. Zusatz gar keine Schwierigkeit. Wie beim normalen Kind soll zwischen dem dritten und vierten Monat eine Mahlzeit durch einen Gemüsebrei ersetzt werden. Der Brei ist den Spaltträger-Säuglingen nach Möglichkeit immer mit dem Löffel zu verabfolgen, und es kommt hierbei besonders auf die Geschicklichkeit des Pflegenden an, den Brei so weit einzuführen, daß der Säugling — ebenso wie beim Trinken — imstande ist, die Nahrung sofort zu schlucken.

Leider werden Säuglinge mit Hasenscharten oder Wolfsrachen nach der Geburt oftmals in einer Kinderklinik belassen. Die erschrockenen Eltern trauen sich eine Ernährung nicht zu (wobei eine gewisse Bequemlichkeit oder auch Überlastung der Mutter in kinderreichen Familien nicht übersehen werden soll) und suchen Zuflucht in Kinderkrankenhäusern, die ihrerseits oft von der „Schwere des Krankheitsbildes" überzeugt sind. Wenn diese Kliniken keinen engen Kontakt zu Spezialkrankenhäusern mit Spaltchirurgen besitzen, wird — da einfach die Geduld fehlt — oftmals eine Magensonde eingeführt. Das Kind wird mittels dieser Sonde dann sehr einfach ernährt und macht in der Klinik überhaupt keine Schwierigkeiten. Infolge des Einpumpens der Nahrung durch den Magenschlauch nimmt das Kind in kurzer Zeit zu, so daß es, insbesondere bei späteren Operationsterminen, entlassungsreif ist. Nimmt die Mutter erst dann ihr Kind nach Hause, so wird sie mit den oben gegebenen Ratschlägen kaum vorwärtskommen. Das Kind ist dann an die Sonde gewöhnt, und die Umstellung auf das schluckende Trinken fällt ihm sehr schwer. Aus diesem Grunde empfehlen wir, nach Möglichkeit das Kind zu Hause aufzuziehen. Mineralisationsfördernde Calciumpräparate, z. B. Caplex u. a., haben sich bei uns sehr bewährt.

Die wissenschaftlichen Mitteilungen aus den dreißiger Jahren, die teilweise besagen, daß die Kinder neben der Spaltbildung eine ausgesprochene Lebensschwäche aufweisen, so daß ein Teil dieser Kinder trotz sachverständiger Pflege stirbt, müssen heute als tendenziös gefärbt abgelehnt werden. Ebenso wie bei gesunden Kindern gibt es unter den Spaltsäuglingen trinkfaule Kinder, die den Pflegerinnen die Ernährung erschweren. Bei sachgemäßer Beachtung der obigen Vorschriften haben wir trotz eines sehr großen Krankengutes nie ein Kind durch Ernährungsstörungen verloren.

Anders dagegen steht es mit den sekundären Erkrankungen der oberen Luftwege. Infolge des weiten Offenstehens des Mundes und des Nasenraumes sind die Kinder für Erkältungen anfällig. So finden sich dementsprechend auch häufig Nasen-Rachen-Katarrhe, leichte Bronchitiden, die aber, ebenso wie bei normalen Kindern, von den Hauptwetterperioden abhängig sind. Die für die Spaltträger-Säuglinge gefürchtetste Krankheit ist — trotz der modernen Antibiotika-Therapie — immer noch die Lungenentzündung. Als sekundäre Krankheit ist sie die häufigste Todesursache. Bei diesen Lungenentzündungen handelt es sich aber fast immer um bronchitische Lungenentzündungen und nicht um solche, die durch ein Verschlucken entstanden sind. Auf die anderen dispositionsbedingten Erkrankungen, wie „laufende Ohren", „Schwerhörigkeit" usw., kommen wir in einem späteren Kapitel zu sprechen.

Zweifellos wirkt sich der Verschluß der Lippenspalten sehr günstig auf die Ernährung und Entwicklung aus. Aus diesem Grunde raten ja auch einige Fachleute, die Lippenspalte früh zu verschließen. Wir sind mit Rücksicht auf die möglicherweise eintretenden Spätschäden gegen eine Frühoperation. Es gibt aber auch Fälle, in denen wegen einer schon chronischen Bronchitis, die zu einer Lungenentzündung führen kann, die Lippe früher verschlossen werden muß. Erfahrungsgemäß klingt nach der Lippenplastik dann schnell der Bronchial- bzw. Lungenprozeß ab.

Wir weisen zum Schluß nochmals darauf hin, daß es sich bei dem Spaltsäugling um ein an sich gesundes Kind handelt und empfehlen, Einzelheiten über Entwicklung, Pflege und Ernährung in der einschlägigen Literatur nachzulesen.

X. Operative Versorgung der Hasenscharte und des Wolfsrachens

1. Vorbemerkung

In diesem Kapitel wird nur das prinzipielle Vorgehen bei den verschiedenen Mißbildungsformen erörtert. Hier sollen also nicht die einzelnen Operationsverfahren erläutert, sondern lediglich den Interessierten ein Überblick gegeben werden, wie sich die Spaltchirurgie entwickelte und welche Methoden die modernen Spaltchirurgen-Schulen zur Versorgung der Hasenscharten und Wolfsrachen bevorzugen.

2. Die einseitige Lippenplastik

Wie bereits im historischen Teil kurz aufgezeigt, hat man sich schon im Altertum mit der Versorgung der Hasenscharten beschäftigt. In den letzten zwei Jahrhunderten haben sich dann besonders *Dieffenbach, Mirault, von Langenbeck, König* und *Bardeleben* um die Ausgestaltung verschiedener Methoden verdient gemacht. Neben *Hagedorn* und *Lexer,* die grundlegende Verbesserungen angegeben haben, sind es in neuerer Zeit besonders *Veau, Burian, Axhausen, Rosenthal* und *Wassmund* gewesen, auf die die moderne Lippenplastik zurückzuführen ist. Gerade diese Autoren waren es, die die Technik der Operation der Hasenscharte so vervollkommneten, daß Form und Funktion der Oberlippe völlig befriedigte. Sie befürworteten eine *anatomische Plastik,* d. h. den Verschluß der Lippenspalte derart, daß nach Rekonstruktion des vorderen Nasenbodens und einer Mobilisation der Wangenweichteile das Lippenweiß linear vernäht und dadurch eine gerade Narbe im seitlichen Oberlippenanteil erreicht wurde. Obwohl, wie bereits betont, diese Methode ausgezeichnete Erfolge aufzuzeigen hat — sie ist auch heute noch bei vielen unvollständigen Lippenspalten die Methode der Wahl — kam es manchmal zu Schrumpfungen in der Lippenweißnarbe und dadurch zu einem zipfelförmigen Zug des Lippenrots in die Lippenweißnarbe. Daraus resulierte eine Asymmetrie im Bereich des Lippenweiß', die oft erst durch eine zweite Operation ausgeglichen werden konnte.

Aus diesem Grunde griff *Le Mesurier* auf die alte Hagedornsche Plastik zurück und gab eine Modifikation bekannt, die durch eine zickzackförmige Narbe charakterisiert ist. Obwohl sich anfangs viele Stimmen gegen eine solche Narbe erhoben, hat sich herausgestellt, daß diese Methode und ihre Modifikationen zur Zeit die günstigsten Resultate zeitigt. Das liegt besonders an der plastischen Verschiebung der Lippenweißteile, die — anatomisch gesehen — einen annähernd normalen Naseneingang mit Aufstellung des Nasenflügels sowie einen natürlichen Amorbogen mit einer typischen Schmollippe ermöglicht.

Um einen kurzen Einblick über diese Verfahren zu geben, möchten wir an Hand von einigen Skizzen die *Rosenthal*sche und die *Le Mesurier*sche Schnittführung gegenüberstellen.

Rosenthal mobilisiert die Weichteile durch eine sogenannte Innenrotation der Wangen (Abb. 34). Durch diese Schleimhaut-Muskelverschiebung erreicht er eine weitgehende

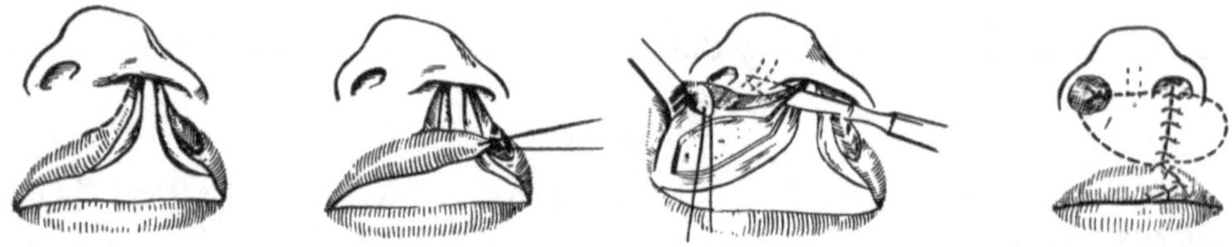

Abb. 34 a Abb. 34 b Abb. 34 c Abb. 34 d

Abb. 34 Schematische Darstellung der Lippenplastik nach *Veau-Rosenthal.*

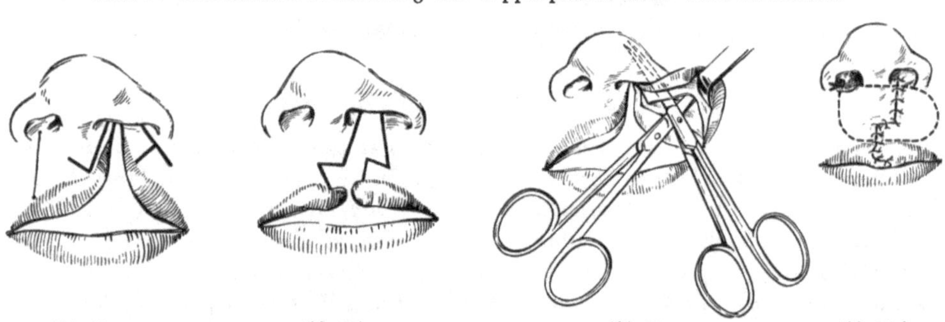

Abb. 35 a Abb. 35 b Abb. 35 c Abb. 35 d

Abb. 35 a—d Schematische Darstellung der Lippenplastik nach *Hagedorn-Le Mesurier.*

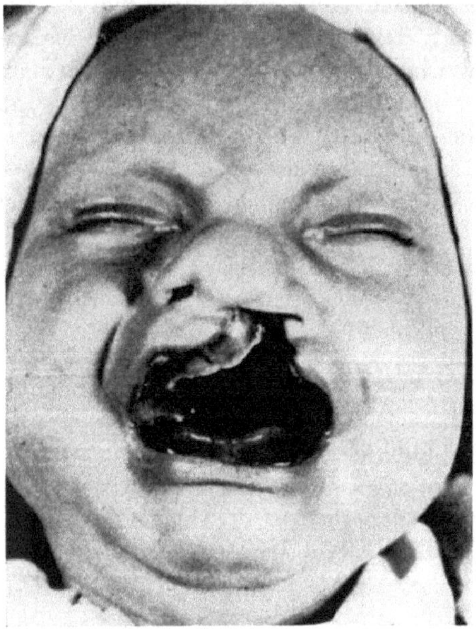

Abb. 35e

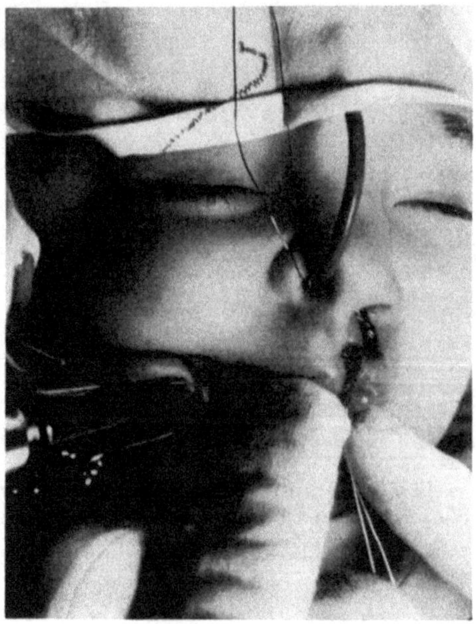

Abb. 35f

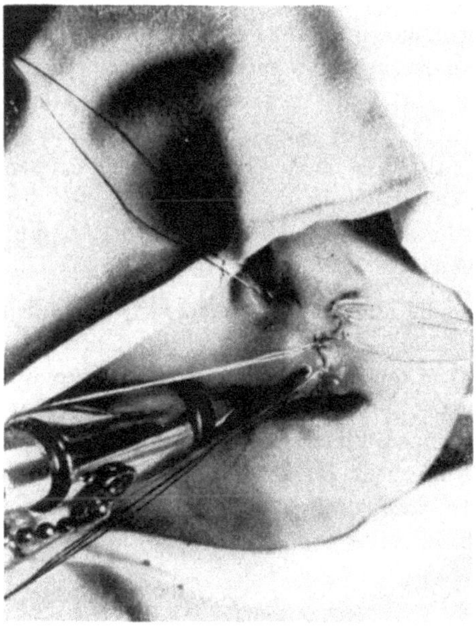

Abb. 35 g

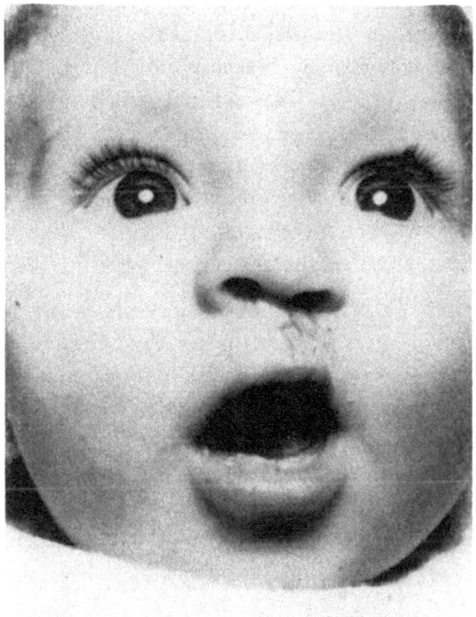

Abb. 35 h

Abb. 35 e — h Klinisches Resultat.

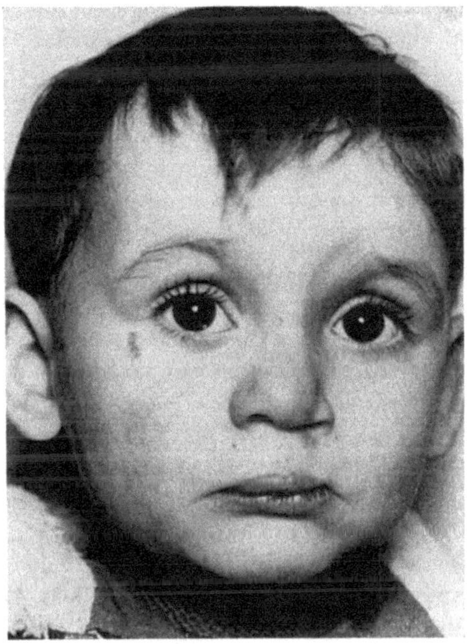

Abb. 35 i

Abb. 35 i Spätresultat.

Beweglichkeit in beiden Lippenstümpfen (Abb. 34 b). Sodann durchtrennt er bei der einseitigen totalen Lippen-Kiefer-Gaumenspalte das immer nach der gesunden Seite hin abgewichene Nasenseptum (Abb. 34 c) und rekonstruiert mit einem aus dem seitlichen inneren Nasenanteil entnommenen Lappen und dem durchtrennten Nasenseptum den fehlenden vorderen Nasenbodenanteil. Nach Bildung eines zur Mitte gelegenen größeren Lippenrotlappens und der Schaffung eines entsprechenden Lippenrotbettes auf der gespaltenen Seite vernäht er geradlinig das Lippenweiß und legt den vorher präparierten Lippenrotlappen in das korrespondierende Bettchen. Eine Muskeldrahtnaht sichert den Erfolg (Abb. 34 d).

Auch *Le Mesurier* mobilisiert die Wangenweichteile und rekonstruiert den Nasenboden, wofür verschiedene gute Verfahren bekannt sind. Der grundsätzliche Unterschied seiner Plastik liegt darin, daß er nicht nur das Lippenweiß anfrischt und anatomisch zusammenzieht, sondern daß er, wie Abbildung 35 a-i zeigt, eine ganz bestimmte Lippenweißschnittführung empfiehlt. Nach Aufklappen dieser Schnittführung zeigt sich schon der erhebliche Gewinn im Bereich des Lippenweiß. Da der Erfolg dieser Methode weitgehend von einer genauen Vorzeichnung der Schnittlinien abhängig ist, muß in diesen Fällen das Kind absolut ruhig liegen, d. h. es sollte nach Möglichkeit immer unter Narkose operiert werden.

3. Die doppelseitige Lippenplastik

Sowohl bei den unvollständigen wie auch vollständigen doppelseitigen Lippenspalten und ihren Kombinationsformen, den doppelseitigen Lippen-Kiefer-Gaumenspalten, traten bei einzeitigen Operationsmethoden der früheren Zeit recht häufig schlechte Ergebnisse ein, da allzuoft eine oder sogar beide Lippennähte aufplatzten. Die älteren Autoren versuchten das dadurch zu umgehen, indem sie im Bereich der Wangen breite Entlastungsschnitte setzten. Auf Grund dieser kosmetisch sehr unschönen Resultate nahm man von diesem operativen Verfahren Abstand und empfahl ein zweizeitiges Vorgehen. Diese, insbesondere von *Victor Veau* ausgearbeitete zweizeitige Lippenplastik findet auch heute noch unter den verschiedenen Modifikationen *(Axhausen, Rosenthal, Wassmund)* weitgehende Anwendung.

Hierbei wird wie bei der einseitigen Lippenplastik zuerst der Mundvorhof der einen Seite mobilisiert (Abb. 36 b) und nach einer Nasenbodenplastik und Aufspaltung der Lippenweiß-Lippenrotgrenze im Bereich des Zwischenkiefers und der zu operierenden Seite das Lippenrot soweit vorgenäht, daß eine spannungslose Überbrückung der Spalte möglich ist. Sodann werden unter kosmetischen Belangen beide Lippenweißanteile vereinigt und das überschüssige Lippenrot an der Schleimhaut des Zwischenkiefers befestigt. Eine Muskeldrahtnaht unterstützt das operative Vorgehen (Abb. 36 c). Diese erste Operation wird immer an der breiteren Spalte vollzogen, doch treten kaum Wundheilungsstörungen auf. Schon nach kurzer Zeit wird bei Totalspalten der Zwischenkiefer infolge des Muskelzuges zur operierten Seite hinübergezogen. Häufig finden sich dann schon anatomisch annähernd normale Verhältnisse. Nach mindestens 8 Wochen wird dann die andere Spaltseite operiert (Abb. 36 d). Obwohl es sich hierbei prinzipiell um dieselbe Operationstechnik handelt — umfangreiche Mobilisation im Bereich des Mundvorhofs und dementsprechende Vornaht sowie sorgfältige Nasenboden-

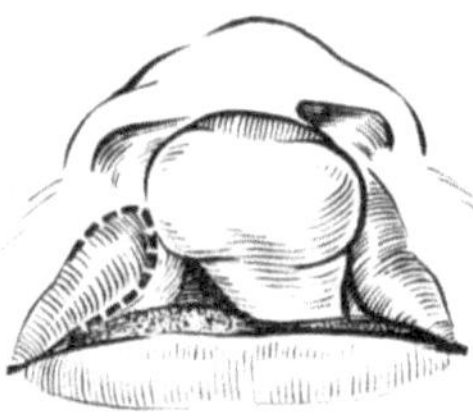

Abb. 36 a

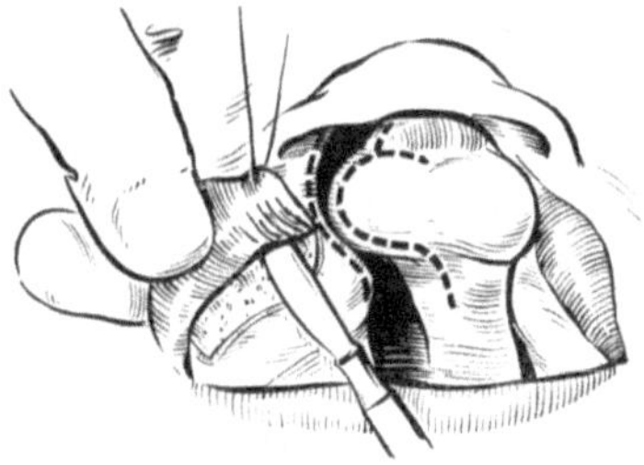

Abb. 36 b

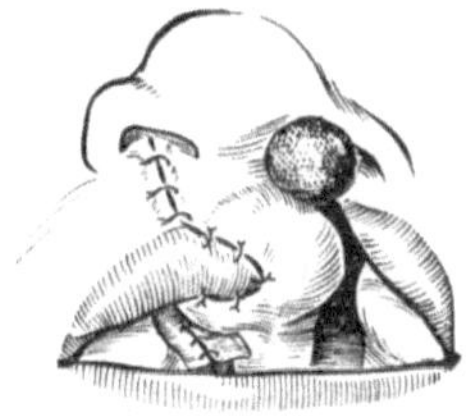

Abb. 36 c

Abb. 36 a—e
Zweizeitige *Veau*sche-Lippenplastik zum Verschluß einer doppelseitigen Lippenspalte.

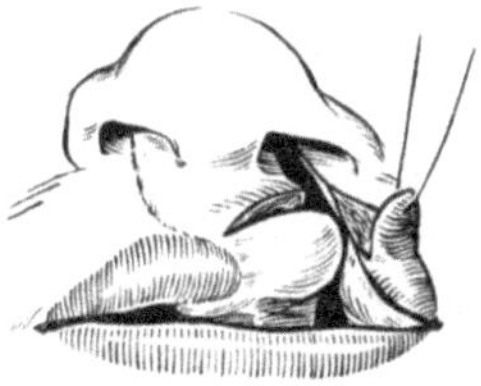

Abb. 36 d

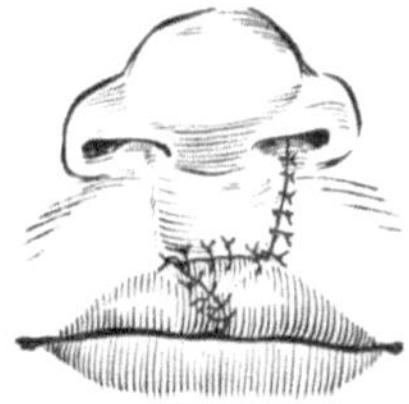

Abb. 36 e

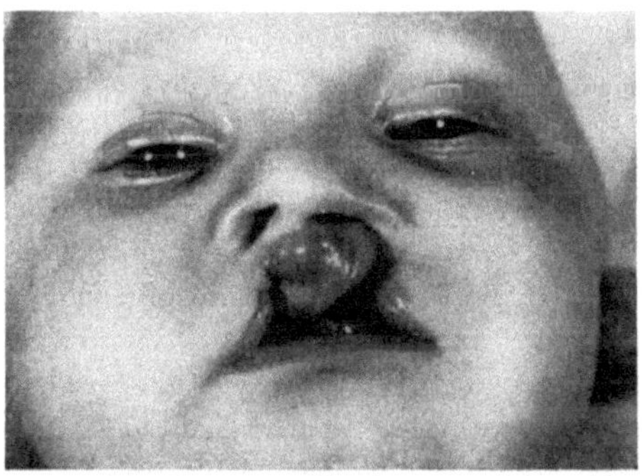

Abb. 36 f

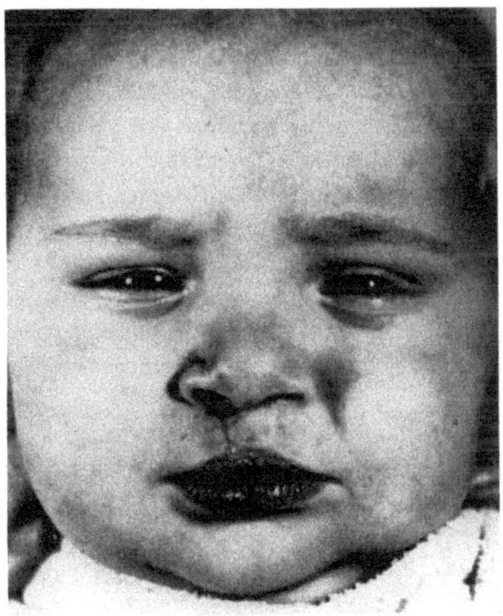

Abb. 36 h

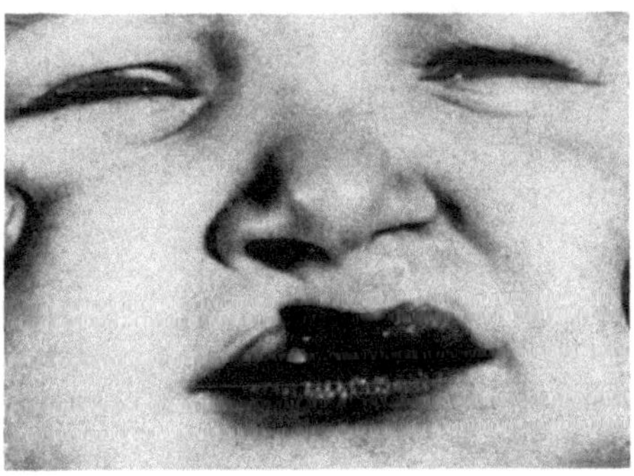

Abb. 36 g

Abb. 36 f—h
Klinisches Resultat.

plastik — werden an den zweiten Eingriff größere Anforderungen gestellt. Es kommt nun darauf an, ein weitgehend symmetrisches Lippenrot herzustellen und neben der Symmetrie der Oberlippe einen guten kosmetischen Erfolg zu erzielen (Abb. 36 e).

Während bei unvollständigen Spalten die Operationsmöglichkeiten durchaus günstig sind, kommt es infolge der Nasenbeteiligung bei Totalspalten oft zu weniger guten

Ergebnissen. Es gelingt zwar fast immer, ein kosmetisch und funktionell voll befriedigendes Resultat hinsichtlich des Lippenweiß und Lippenrot zu erzielen, das jedoch durch die Nasenform erheblich beeinträchtigt wird. Je nach Umfang der Spalte kann es hier zu kosmetisch nicht befriedigenden Veränderungen kommen, die einmal durch den zu kurzen Nasensteg, zum anderen aber durch die weit auseinandergezogenen Nasenflügel zustandekommen.

Auch hier hat sich wieder die *Le Mesurier*sche Plastik bewährt. Wenn sie auch keineswegs imstande ist, den Nasensteg zu verlängern, so wird infolge der zickzackförmigen Aufspaltung des Lippenweiß ein etwas günstigerer Nasenflügelansatz erreicht neben der Darstellung eines natürlichen Amorbogens sowie der Schmollippe.

Selbstverständlich sind die verschiedensten Methoden angegeben worden, um den Nasensteg bei doppelseitigen Spaltbildungen zu verlängern. Am günstigsten erschien noch die Verwendung des mittleren Lippenstumpfes, also die Verwendung des Lippenweißanteils im Bereich des Zwischenkiefers *(Lorenz, Matti, Ombrédanne, Gillies, Lindemann).*

Nach unseren Erfahrungen sind aber diese primären Versuche, den Nasensteg zu verlängern, unbefriedigend. Wir operieren — entsprechend den obigen Ausführungen über den Operationstermin — die doppelseitigen unvollständigen Lippenplastiken im Alter von 3 bis 5 Monaten nach der Veau-Rosenthalschen Methode und verschließen die doppelseitigen Totalspalten im selben Alter, jedoch meistens modifiziert nach *Le Mesurier.* Als ein neues Verfahren wird sich in der nächsten Zeit ein von dem Schweden *Johannsen* und der Düsseldorfer Schule *(Rehrmann, Schrudde, Stellmach)* geübtes Operationsvorgehen durchsetzen. Es handelt sich hierbei um eine primäre Knochenplastik zwischen Kieferstumpf und Zwischenkiefer, die zu einer Stabilisierung des Bürzels führt (Abb. 37). Der große Vorteil dieses Verfahrens liegt in dem durch die Knochenplastik fest fixierten Zwischenkiefer, der einer späteren kieferorthopädischen Behandlung zugänglich wird. Als ein gewisser Nachteil muß die umfangreiche, auch auf die

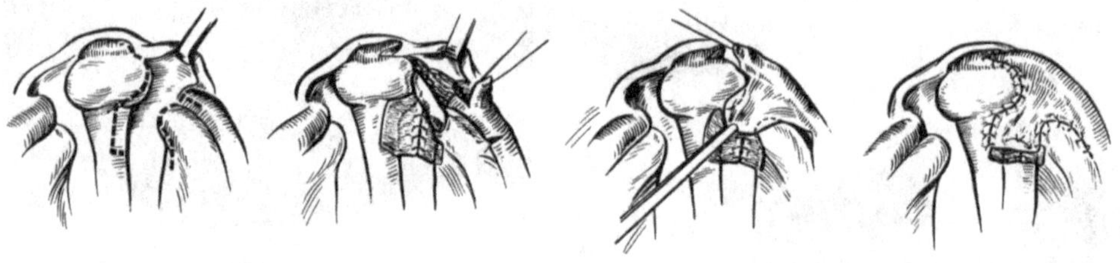

Abb. 37 a Abb. 37 b Abb. 37 c Abb. 37 d

Abb. 37 a—d
Schematische Darstellung einer primären Knochenplastik zwischen Kieferstumpf und Zwischenkiefer (Umzeichnung nach *Schrudde* und *Stellmach).*

Gaumenweichteile ausgedehnte Weichteilmobilisierung angesehen werden, die zu späteren Wachstumshemmungen des Oberkiefers führen könnte. Die bisherigen guten Resultate deuten nicht darauf hin, doch läßt sich ein Spätschaden ja erst frühestens mit 10 Jahren ausschließen.

Wir haben bereits bei der Einteilung der Spaltformen gesagt, daß es — wenn auch sehr selten — Fälle von doppelseitigen Spalten mit extrem vorstehendem Zwischenkiefer gibt. Diese bezeichnen wir im Gegensatz zu den bisher beschriebenen als Typ II (Abb. 21). Diese schwersten Fälle von Wolfsrachen ergeben bei der vorhin beschriebenen zweizeitigen Lippenplastik sowohl funktionell als auch anatomisch-kosmetisch kein befriedigendes Resultat (Abb. 38). Gerade für diese Spaltbildungen sind die ver-

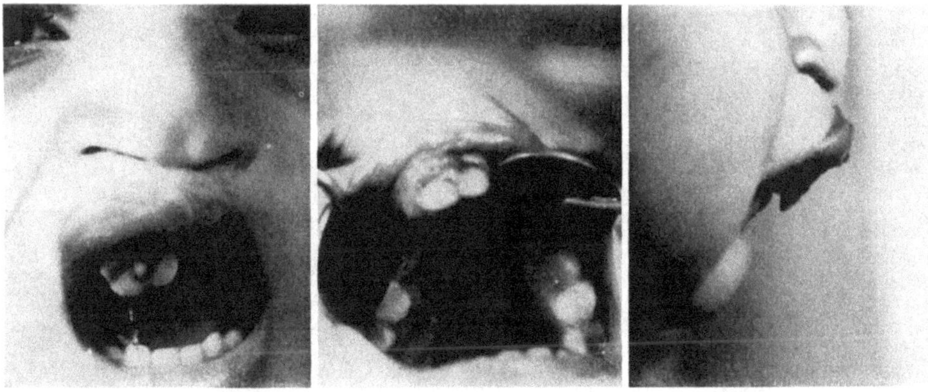

Abb. 38 a Abb. 38 b Abb. 38 c

Abb. 38 a—c
Funktionell und anatomisch-kosmetisch unbefriedigendes Resultat nach einer typischen zweizeitigen Lippenplastik bei extrem prominentem Bürzel. In diesen Fällen von doppelseitigen Lippen-Kiefer-Gaumenspalten vom Typ II zeigt sich deutlich, daß eine Zwischenkiefer-Rücklagerung erforderlich ist.

schiedensten Operationsvorschläge gemacht worden. Der Wunsch, diese wahrhaft verunzierende Mißbildung operativ zu beeinflussen, besteht schon lange und wurde recht verschieden zu erfüllen versucht.

Besonders der weit herausstehende Bürzel wurde früher als störend empfunden, so daß man ihn des öfteren einfach operativ beseitigte. Schon *Franco* soll dieses Vorgehen 1556 geübt haben, und später haben sich andere Chirurgen mit der gleichen Methode befaßt. Die Spätfolgen nach der Wegnahme des Bürzels waren jedoch so verheerend, daß man sich nach Ausbau der Spaltchirurgie völlig von diesem Verfahren distanzierte und Eingriffe am knöchernen Skelett prinzipiell ablehnte. Die erhebliche Wachstumsstörung des Oberkiefers und die Mittelgesichtsentstellung veranlaßte *Veau* zu den berühmten Worten: „Dem Chirurgen, der den Zwischenkiefer reseziert (operativ beseitigt), wünsche ich, daß er den obersten Richter gnädiger findet als sein Opfer.“ Die Richtigkeit dieses Ausspruches soll durch eine Abbildung (Abb. 39) veranschaulicht werden, die aus der *Wassmund*schen Sammlung unserer Klinik stammt, und die hochgradige Wachstumshemmung des Oberkiefers im Sinne einer Pseudoprogenie zeigt. Eine chirurgische Entfernung des Zwischenkiefers ist also grundsätzlich abzulehnen.

Wenn man sich nun aber die Bilder von doppelseitigen Lippen-Kiefer-Gaumenspalten mit extrem vorragendem Bürzel vergegenwärtigt, drängt sich zweifellos die Frage auf: Ist hier keine Behandlungsmethode geeignet, diese Fehlform wenigstens annähernd auszugleichen? Aus dieser Fragestellung sind die Gedanken um eine operative Zurücksetzung des isolierten Bürzels entstanden. Schon *Bardeleben* hatte die primitiven Verfahren von *Bruns* und *Blandin* (1842) modifiziert, die eine subperiostale Durchtrennung des Pflugscharbeines empfahlen. Das hierbei freigelegte und von der Schleimhaut entblößte Pflugscharbein wurde in senkrechter Richtung durchschnitten und hieraus der vordere Zwischenkieferanteil nach rückwärts verschoben. Das anfänglich kosmetisch

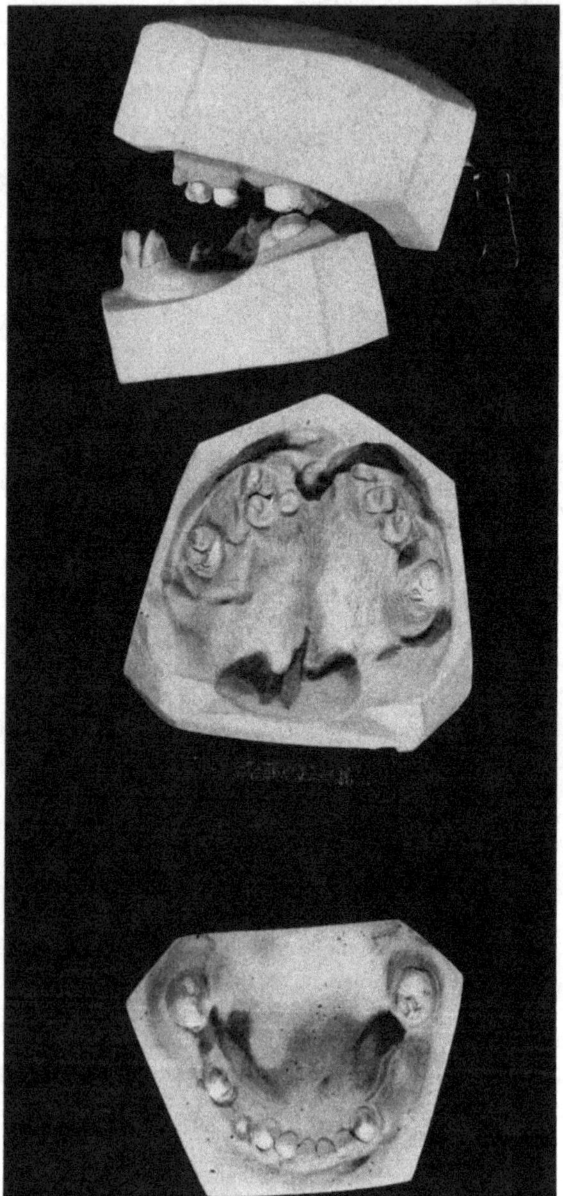

Abb. 39 a

Abb. 39 b

Abb. 39 a+b Die Modelle zeigen die erhebliche Oberkiefer-Wachstumshemmung, die durch die operative Beseitigung des Zwischenkiefers zustande kam.

durchaus befriedigende Resultat wurde aber ebenso wie bei den späteren Keilresektionen (*Reich* und *Matti*) durch die allzuoft eintretenden Komplikationen, insbesondere durch die Infektionen, außerordentlich verschlechtert. Es kam relativ häufig zu Osteomyelitiden, Sequestrierungen und damit zu einem oft völligen Schwund des zurückgelagerten Zwischenkiefers. Aus diesem Grunde wurde dieses Verfahren bis vor kurzer Zeit völlig abgelehnt.

Abb. 40a

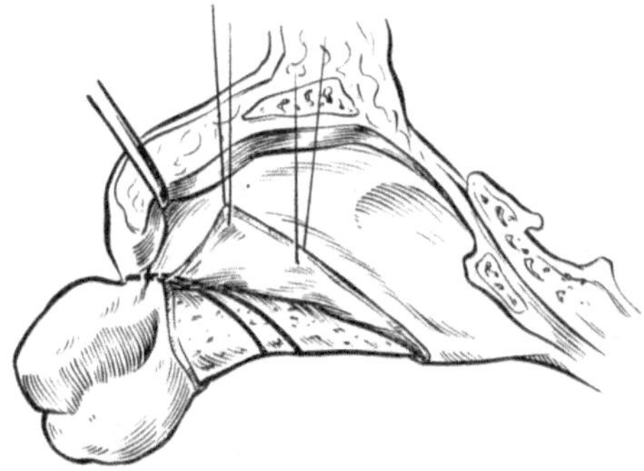

Abb. 40b

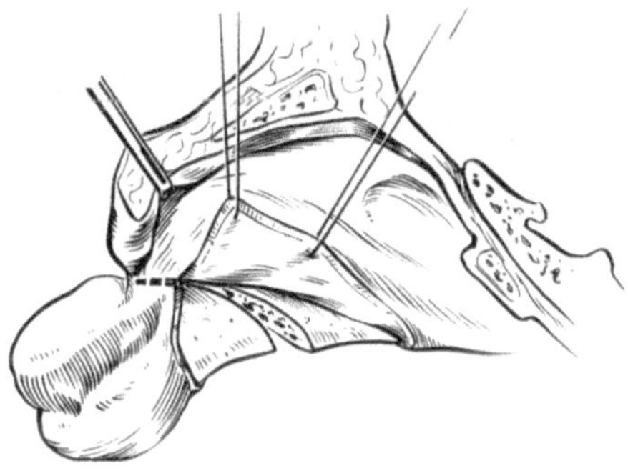

Abb. 40 a—c
Schematische Darstellung der Parallelreposition des Zwischenkiefers, bei der der Bürzel wie auf einer schiefen Ebene nach hinten verschoben wird.

Abb. 40c

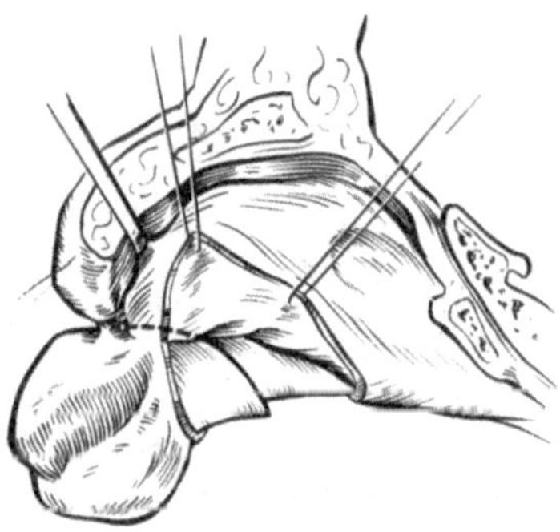

Erst *Denis Browne* erinnerte wieder an die Rücklagerung des Zwischenkiefers, und es war bei uns *Rosenthal* selbst, der die ersten Fälle nach dem von *Browne* angegebenen Verfahren versorgte. Bei dem *Browne*schen Verfahren handelt es sich aber auch wieder um eine Keilresektion, die zwar durch den Operationsort Wachstumshemmungen ausschalten sollte, die aber infolge des dreieckigen operativ gesetzten Defekts häufig zu Abknickungen des Zwischenkiefers führte und damit eine nach innen gerichtete, völlig falsche Zahndurchbruchsachse bedingte. Dieser Nachteil führte zu einem von der Thallwitzer Schule ausgearbeiteten neuen Operationsvorgehen, der sogenannten Parallelreposition des Zwischenkiefers *(Rosenthal, Gabka, Hermann).* In der Abbildung 40 kann man das prinzipielle dieses Verfahrens erkennen, das darin besteht, daß infolge einer bestimmten Durchtrennung des Vomers der Zwischenkiefer parallel nach hinten geschoben werden kann. Hierbei ist zwar eine kurze einleitende, kieferorthopädische Behandlung notwendig, die dafür sorgt, daß die beiden Spaltfortsätze so weit gedehnt werden, daß der an beiden Seiten angefrischte Zwischenkiefer sich in den Kieferbogen einlagern kann. In diesen Fällen wird eine einzeitige Lippenplastik durchgeführt und der Zwischenkiefer entweder durch einen Draht bzw. die von Browne empfohlenen Hilfsmittel in seiner Stellung gehalten. Eine kieferorthopädische Kontrolle ist in jedem Falle erforderlich (Abb. 41).

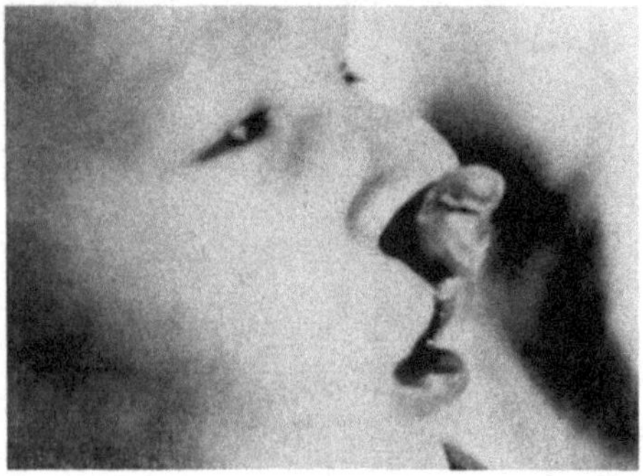

Abb. 41 a

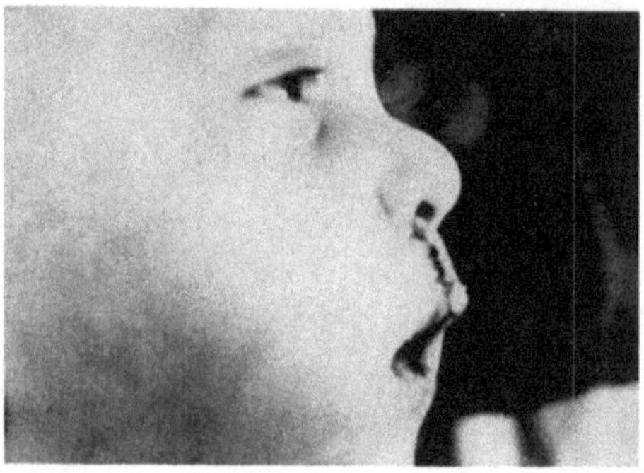

Abb 41 b

Abb. 41
Zustand vor und nach Parallelreposition des Zwischenkiefers bei einer doppelseitigen Lippen-Kiefer-Gaumenspalte vom Typ II.

Die bisherigen Nachuntersuchungen zeigen keine Wachstumshemmungen. In einigen Fällen ist eine völlig feste Verbindung im Bereich des Zwischenkiefers und des Kieferstumpfes eingetreten. Dieses Verfahren ist ebenso wie die vorhin besprochene primäre Osteoplastik und Kieferbogenformung zu jung, um Endgültiges aussagen zu können.

4. Die Gaumenplastik

Das Verfahren der Gaumenplastik ist noch gar nicht so alt. *Graefe* und *Roux* arbeiteten die erste Methode zum Verschluß der angeborenen Spaltbildung des Gaumens aus, die dann von *Langenbeck* zu einer klassischen Methode entwickelt wurde. In den rund 150 Jahren (1816 *Graefe*) hat sich die Operationslehre der Gaumenplastik stürmisch entwickelt, und es gibt eine Unzahl von Methoden, die im einzelnen aufzuführen wiederum ein ganzes Werk füllen würde. Eine umfassende Darstellung der Geschichte und der einzelnen Methoden der Gaumenplastik finden wir in der Monographie von *Dorrance* „The Story of cleft-palate". Eine kürzere, aber erschöpfende Auskunft gibt uns *Luhmanns* Buch „Die angeborenen Spaltbildungen des Gesichts". In diesem Abschnitt wollen wir lediglich über einige prinzipielle Methoden berichten, die das Verfahren der Gaumenplastik verständlich machen.

Bevor wir uns aber im einzelnen mit den heutigen Verfahren beschäftigen, wollen wir nachdrücklich auf unsere Ausführungen über den Operationstermin der Gaumenplastik hinweisen. Wir haben oben festgestellt, daß das Ziel jeder Gaumenplastik sein muß, neben der anatomischen Rekonstruktion eine normale Umgangssprache zu schaffen und dabei die Mittelgesichtsmaße zu erhalten. Die Spätschäden nach Gaumenplastiken sind manchmal so eklatant, daß man meinen möchte, erst die operative Versorgung habe die Menschen zu Gesichtskrüppeln gemacht und sie für das ganze Leben gezeichnet. Wir distanzieren uns daher prinzipiell von all jenen Methoden, die ein gewaltsames Annähern und eine mechanische Verengung der Spalte bewirken.

In diesem Zusammenhang sei die Operation des Amerikaners *Brophy* erwähnt, der Anfang dieses Jahrhunderts über die größte Spaltpraxis in den USA verfügte. *Brophy* operierte den Gaumen wegen der besseren Übersicht bereits vor der Lippe, also im Alter von wenigen Lebensmonaten und führte zusätzlich, dem alten *Velpeau*schen Gedanken folgend, vorher eine kieferverengende Operation durch. Er versuchte also, die gespaltenen Oberkiefer durch mechanische Kompression einander soweit zu nähern, daß die Spaltränder sich direkt berührten. Da wir solche Operation grundsätzlich ablehnen, wollen wir dieses Verfahren etwas näher beschreiben.

Brophy führte also im Alter von 2 Wochen bis zu 3 Monaten (!!) starke Silberdrähte quer durch die gespaltenen Oberkiefer (Abb. 42). Indem er die Enden der Drähte an

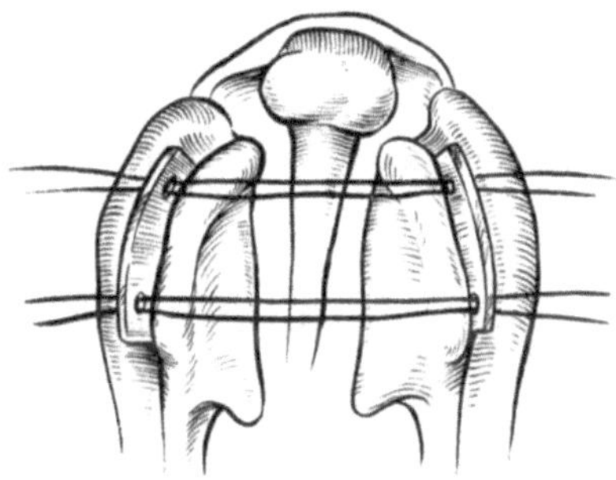

Abb. 42a

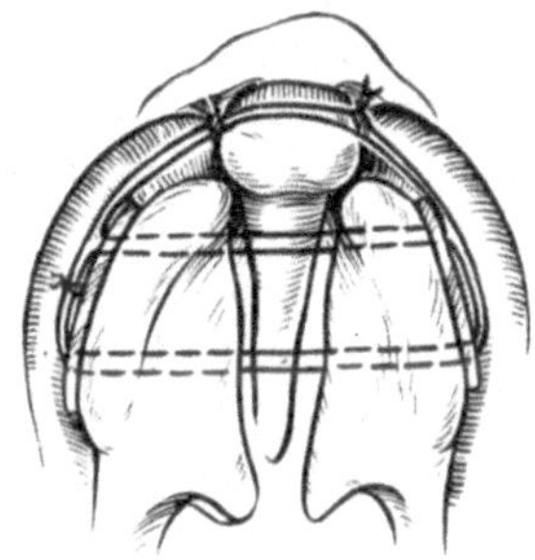

Abb. 42b

Abb. 42
Schematische Darstellung der heute verpönten Brophy'schen Operation, bei der eine gewaltsame Annäherung der Kieferfortsätze durchgeführt wurde.

Bleischienen fixierte, die auf der äußeren Fläche jedes Kiefers lagen, übte er einen dauernden Druck auf die Spaltfortsätze des Gaumens aus, so daß sie sich in kurzer Zeit näherten. Die angefrischten Spaltränder wurden dann direkt vernäht. Die Bleischienendrähte wurden meistens 4 Wochen nach der Operation entfernt.

Auch von großen deutschen Prothetikern wurde früher der Gedanke ausgesprochen, durch mechanische Annäherung der Oberkiefer die Operation der Gaumenspalte zu erleichtern. So ist in Abb, 43 eine Vorrichtung zum Zusammenziehen der Kieferhälften zu sehen. Wenn man aber die deutlich wahrnehmbare Verengung des Oberkiefers mit seiner völlig falschen Bißstellung bemerkt, so ist der gedankliche Weg bis zu einer Oberkieferverkrüppelung nicht weit. Während der nicht geschädigte Unterkiefer infolge seines normalen Wachstums eine nicht gestörte Entwicklung nimmt, bleiben derart geschädigte Oberkiefer durch die erheblichen Narbenplatten im Bereich der Spalte im Wachstum so weit zurück, daß man solche typischen Spaltträgerphysiognomien findet, wie sie auf Abbildung 17 dargestellt sind.

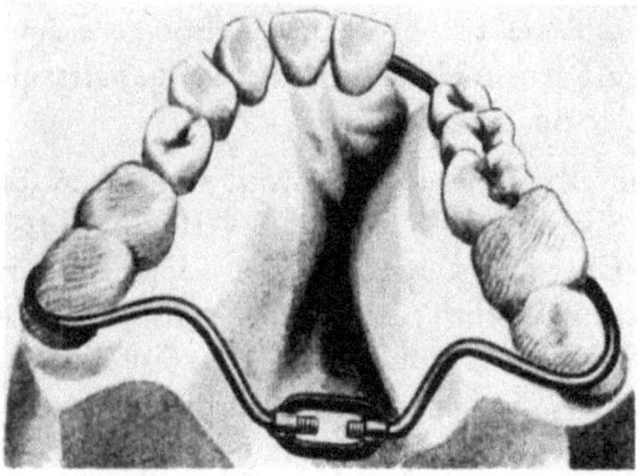

Abb. 43
Schröder'sche Apparatur zur mechanischen Annäherung der Oberkieferfortsätze. Die Methoden der gewaltsamen Annäherung sind heute im Hinblick auf die zustandegekommenen Mittelgesichts-Entstellungen völlig verlassen worden (nach *Partsch*).

Die heutige Gaumenplastik wird also unter Berücksichtigung der Sprachentwicklung und des Kieferwachstums durchgeführt.

Fast alle modernen Methoden zum Verschluß von Gaumenspalten gehen letztlich auf die klassische Methode von *Langenbeck* und auf die Angaben von *Victor Veau* zurück. Vom heutigen Standpunkt aus ist die klassische Methode von *Langenbeck* unvollkommen, da hier eine Rekonstruktion des Nasenbodens ausblieb, so daß die Voraussetzung für die normale Sprache durch die Resonanzhöhle der Nase rein größen-

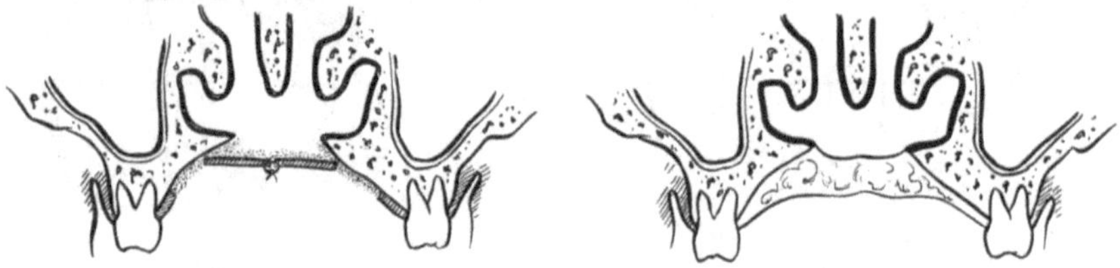

Abb. 44a Abb. 44b

Abb. 44 a+b
Schematische Darstellung der Langenbeck'schen Gaumenplastik, bei der die Rekonstruktion des Nasenbodens ausblieb. Dadurch kam es zu einer sehr großen Resonanzhöhle der Nase, was sich außerordentlich ungünstig auf die Sprache auswirkte.

mäßig nicht gewährleistet war. Die Abbildung 44 zeigt die unnatürlich vergrößerte Nasenhöhle, die schlechthin zu unbefriedigten Sprechresultaten führen mußte.

Demgegenüber hat *Victor Veau* eine genaue Rekonstruktion des gesamten Nasenbodens vorgenommen, so daß bei genügendem Abschluß zwischen Mund- und Nasenhöhle eine normale Sprache resultierte (Abb. 45). Durch weitere Veränderungen hat er den Erfolg der Plastik gesichert. *Victor Veau* ist besonders auch deswegen hervorzuheben, weil er der Funktion des Gaumensegels — als für die Sprache wichtigsten Gaumenanteil — besondere Sorgfalt angedeihen ließ. Er lehnte aus diesem Grunde die von *Ernst* und später von *Halle* empfohlene Mobilisierung der Gaumenweichteile, die teilweise bis zur Wirbelsäule durchgeführt werden sollte, grundsätzlich ab. Wie in einem späteren Kapitel noch besprochen werden wird, muß durch jede übermäßige Entlastung, wie sie in Abbildung 46 dargestellt ist, ein verstärkter Narbenzug eintreten, der sich nur

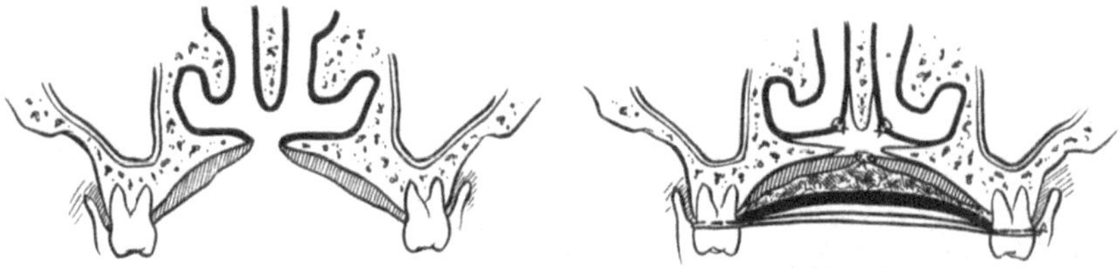

Abb. 45a Abb. 45b

Abb. 45 a+b
Schematische Darstellung einer modernen doppelseitigen Gaumenplastik mit Rekonstruktion der Nasengänge.

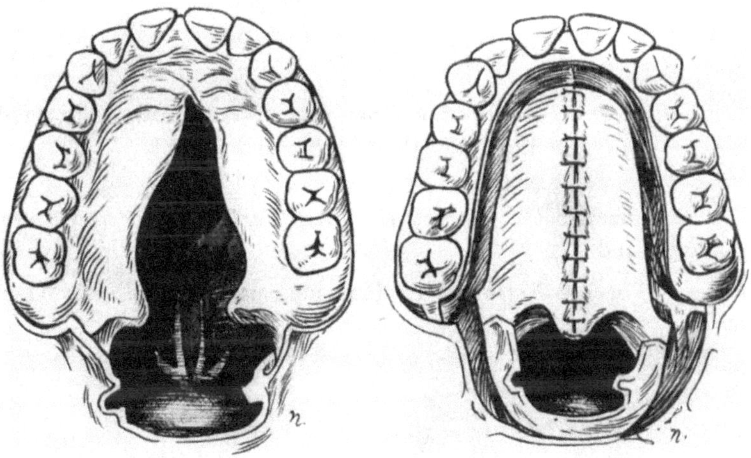

Abb. 46a Abb. 46b

Abb. 46 a+b
Schematische Darstellung der Ernst'schen Entlastung, also einer Entlastung der Gaumenweichteile, die bis in die tieferen Rachengewebe reichte. Dadurch kam es zu umfangreichen Narbenzügen, die das Sprechergebnis beeinträchtigen.

negativ auf die Sprachfunktion auswirkt. Aus diesem Grunde lehnen wir jede übermäßige Mobilisierung der Gaumenweichteile ab.

Eine weitere Entwicklung in der Gaumenspaltenchirurgie trat durch *Axhausens* „neuzeitliche Brückenplastik" ein. Er griff die alte *Langenbecksche* Plastik wieder auf und modifizierte sie. Hatte schon *Ernst* versucht, die Wundfläche am Nasenboden durch eine Prothese zu verkleinern, so hafteten der alten Brückenlappenplastik viele Nachteile an. Durch Aufgreifen des *Veau*schen Gedankens einer exakten Nasenbodennaht und durch viele eigene Modifikationen schuf *Axhausen* ein Verfahren, das in der ganzen Welt Verbreitung gefunden hat.

Im Gegensatz zu Veau durchtrennt *Axhausen* die Gaumenarterien (Abb. 47 b) — die Ernährung der Lappen wird durch die vordere Schleimhautbrücke gewährleistet —

und kann nun durch weitgehende Weichteilentlastung nach sorgfältiger Nasenbodennaht mühelos den Gaumen verschließen. Bei doppelseitigen Totalspalten muß *Axhausen* zwar ein vorderes planmäßiges Restloch belassen, das er aber in einer zweiten Sitzung verschließt. An diese Plastik schließt sich eine sorgfältige Nachbehandlung mittels einer Prothese an (Abb. 47).

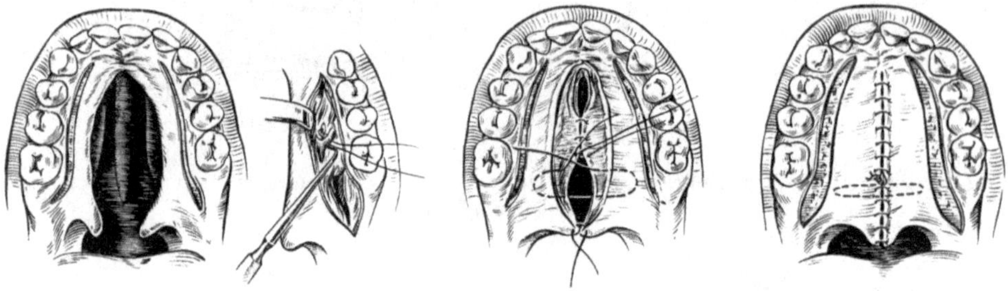

Abb. 47 a Abb. 47 b Abb. 47 c Abb. 47 d

Abb. 47 a—d
Schematische Darstellung der neuzeitlichen Brückenlappen-Plastik nach Axhausen mit Durchtrennung der beiden Gaumenarterien (nach *Axhausen).*

Diese beiden modifizierten Gaumenplastiken (nach *Veau* und *Axhausen*) werden heute vorwiegend angewandt.

In Abbildung 48 ist die *Rosenthal*sche Methode zum Verschluß der Gaumenspalte dargestellt.

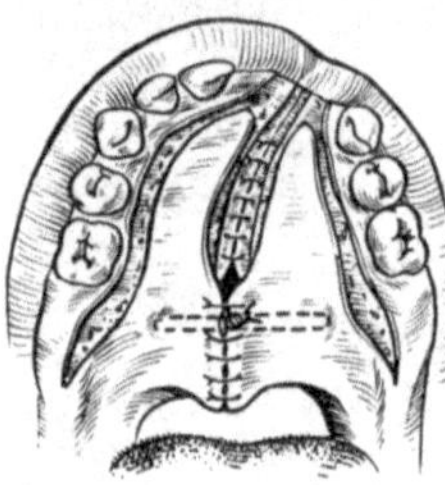

Abb. 48
Schematische Darstellung der von uns meist geübten *Rosenthal*'schen Gaumenplastik.

Wir verwenden zum Verschluß einseitiger und doppelseitiger totaler Lippen-Kiefer-Gaumenspalten in der Mehrzahl der Fälle das *Veau-Rosenthal*sche Vorgehen, weil wir hierbei in *einer* Sitzung den gesamten Gaumen verschließen können.

Als Gaumenschutzplatte zur Fixierung der Stiellappen hat sich uns der *Rosenthal*sche Aceton-Zelluloid-Verband bewährt. Bei einseitigen Totalspalten kommt auch in manchen Fällen eine Kombination der Brücken und Stiellappenplastik in Frage. Dagegen verwenden wir bei den medianen Gaumenspalten fast immer das *Axhausen*sche Verfahren, jedoch ohne die Gaumenarterien zu durchtrennen und eine übermäßige Entlastung im Bereich der Weichteile vorzunehmen.

Für die Spalten des weichen Gaumens hat sich uns auch das in Abbildung 49 dargestellte *Veau*sche Vorgehen bewährt. Es handelt sich dabei um eine Aufspaltung im bereich der Spaltränder und eine zwei- bzw. dreischichtige Naht, die durch eine

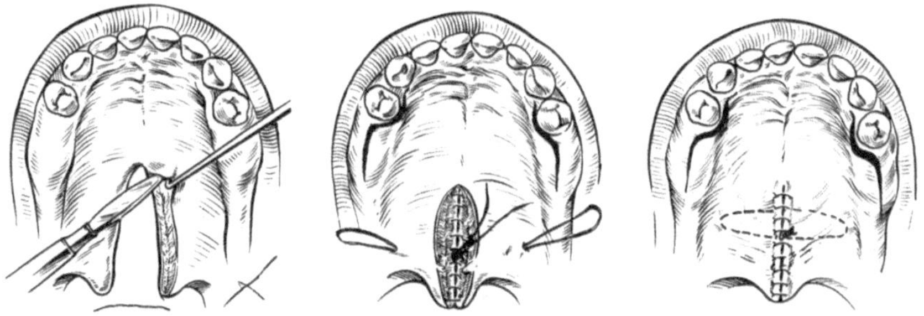

Abb. 49a Abb. 49b Abb. 49c

Abb. 49
Schematische Darstellung des *Veau*schen Vorgehens zum Verschluß einer Velumspalte (nach *Veau*).

Muskeldrahtverschnürung unterstütz wird. Je nach Breite der Spalte kann eine geringfügige, auf dem Bild durch Seitenstriche dargestellte Entlastung durchgeführt werden. In solchen Fällen nähern wir uns der schon erwähnten Brückenlappenplastik ohne Unterbindung der Gaumenarterien.

Das gaumenschonende Operieren steht heute im Vordergrund. Deshalb hat der Marburger HNO-Arzt *Schweckendiek* ein viel zu wenig beachtetes Verfahren entwickelt, das nach unseren und *Herferts* Kontrollen sehr günstige Resultate aufweist.

Schweckendiek operiert bereits im ersten Lebensjahr den weichen Gaumen, verschließt mit etwa 9 Monaten die Lippe und wartet nun die Entwicklung des nicht geschädigten Gaumenskeletts ab. Die Erfahrung (*Schweckendiek* operierte seine Fälle seit 1934 in dieser Art) zeigte nun, daß die Kinder normal zu sprechen begannen und eine normale Entwicklung des Oberkiefers gewährleistet war. Weiterhin erwies sich, daß die Spalte des harten Gaumens sich weitgehend verengte. Dieser Defekt wird von *Schweckendiek* nicht vor dem 5. Lebensjahr verschlossen. In manchen Fällen operierte er den Restspalt im harten Gaumen jedoch noch später, läßt aber dann eine Gaumenplatte tragen.

Gerade in der letzten Zeit (1957 bis 1961) haben wir mit diesem Operationsvorgehen sehr gute Resultate erzielt. Diese zweizeitige Methode wird von uns im Alter von 1 bis 4 Jahren durchgeführt, d. h. 1. Akt Veloplastik mit 12 bis 16 Monaten, 2. Akt Restspaltplastik im Alter von 3 bis 4 Jahren.

XI. Spätschäden nach Lippen- und Gaumenplastiken

Die Möglichkeit operativer Spätschäden nach Lippen- und Gaumenplastiken ist bekannt. Wie wir bereits bei der Diskussion der Operationstermine der einseitigen Lippen-Kiefer-Gaumenspalte erwähnt haben, ist gerade in den letzten 10 Jahren diese Tatsache mehrmals unterstrichen worden. Ohne Zweifel hängt ein großer Teil von Kieferverkrüpplungen, verkehrten Zahnstellungen usw. unmittelbar mit dem Operationstermin zusammen. Andererseits sind aber auch Fälle bekannt, die erst mit 12 Jahren operiert wurden, und deren Kontrollen eine mäßige Oberkieferwachstumshemmung zu Tage brachten. Dieses Problem ist also keineswegs nur durch die Termination der Eingriffe zu lösen. Wir müssen uns darüber im klaren sein, daß solche Mißbildungen zu bestimmten Gesichtsveränderungen führen können. Abgesehen von der recht häufigen Gesichtsasymmetrie, die durch das Abweichen des Nasenseptums bei einseitigen Totalspalten bedingt ist, finden wir auch bestimmte Nasenveränderungen, die völlig unabhängig von den Operationsterminen vorhanden sind. Eine systematische, von uns durchgeführte Untersuchungsreihe zur Feststellung von Spätschäden konnte diese von verschiedenen Autoren hervorgehobene Tatsache *(Berndorfer)* bestätigen.

Bereits am Thallwitzer Krankengut war dem Verfasser aufgefallen, daß zu Spätschäden insbesondere diejenigen Kinder neigten, denen erbliche Belastung nachgewiesen werden konnte. Diese Tatsache verdient besonders wegen der Verhütungsmaßnahmen Beachtung. Es ist zweifellos anzunehmen, daß ein durch Generationen hindurch vererbter Oberkieferschaden das Normalwachstum beeinflußt, und daß infolgedessen schon geringfügige Schäden zu tiefgreifenden Veränderungen führen können. Es sind Fälle bekannt, die trotz termingerechter Operation sehr starke Wachstumshemmungen im Bereich des Oberkiefers aufwiesen. Bei dieser Tatsache sind auch die sogenannten Mikroformen zu beachten (erstmalig von *Lucas* beschrieben), die von geringgradigen bis zu schwerwiegenden Zahnstellungsanomalien bzw. Gaumenabnormitäten bei den Eltern zu finden sind. Bei diesen erblich belasteten Patienten ist also eine besondere sorgfältige Überwachung erforderlich. Auf die einzelnen Maßnahmen gehen wir gesondert ein.

Bei einer weiteren Kontrolle der Kieferverhältnisse bei 607 Patienten jenseits des 12. Lebensjahres zeigte sich, daß das Operationsalter der Gaumenspalten ohne Zweifel einer der wichtigsten Faktoren ist. Wir haben diesbezüglich die Patienten von *Axhausen* (78) denen von *Rosenthal* gegenübergestellt (420). Ergänzend hierzu konnten noch 109 Patienten aus der Waßmundschen Schule *(Waßmund, Lunze)* überprüft werden.

Tabelle 14

Übersicht der Spätschäden bei Spaltträgern (570 Fälle) (bezogen auf die Bißverhältnisse)

	Axhausen-Rosenthal	übrige Operateure
Normalbiß	54,0 %	38,4 %
Pseudoprogenie	42,8 %	51,1 %
Echte Progenie	0,3 %	2,9 %
Offener Biß	2,9 %	7,6 %

Tabelle 15

Patientenalter bei der ersten Gaumenplastik (607 Fälle)

Fälle		2 Jahre	3 J.	4 J.	5 J.	6 J.	bis 10 J.	über 10 J.
Axhausen		10	21	27	12	5	3	0
	%	12,8	26,9	34,6	15,3	6,4	3,9	
Wassmund		3	15	37	41	11	2	0
	%	2,7	14,0	33,9	37,4	10,1	1,9	0
Rosenthal		25	41	85	104	71	44	50
	%	6	9,7	20,2	24,8	16,9	10,5	11,9

Es zeigt sich deutlich, daß *Axhausen* die Gaumenplastiken viel früher durchgeführt hat. Nach den obigen Ausführungen ist es demnach verständlich, daß Axhausen primär einen besseren Spracherfolg (fast 80 %) gegenüber Rosenthal (65 %) und Wassmund aufzuweisen hat. Der frühe plastische Gaumenverschluß muß bessere sprachliche Resultate aufweisen, wird jedoch bei den Bißverhältnissen entschieden schlechtere Ergebnisse haben. Wenn Rosenthal bis zum 4. Lebensjahr 35,9 % und Wassmund 50,6 % seiner Patienten operiert hat, müssen die Artikulations- und Okklusionsverhältnisse besser sein als bei Axhausen, der bis zu diesem Operationsalter schon 74,3 % seiner Patienten versorgt hat. Wir finden also folgende Bißverhältnisse:

Tabelle 16

Bißverhältnisse:	normal	Typische Pseudoprogenie	weitere kieferorthopädische Deformitäten
Axhausen	39 = 50 %	36 = 46,1 %	3 = 3,9 %
Wassmund	47 = 43,1 %	35 = 32,1 %	27 = 24,8 %
Rosenthal	245 = 58,4 %	149 = 35,4 %	26 = 6,2 %
Übrige Operateure	43 = 37,7 %	61 = 63,6 %	10 = 8,8 %

Es muß betont werden, daß hierbei geringfügige kieferorthopädische Anomalien nicht berücksichtigt sind. Diese Auswertung gab nur einen Überblick über schwerere Formen von Oberkieferwachstumsstörungen, deren Behandlung größere Mühen verursacht Wassmund hat infolge seiner eigenen Operationstechnik weniger Pseudoprogenien aufzuweisen. Er erzielte dabei meist einen typischen Spaltkreuzbiß, der kieferorthopädisch gut zu beeinflussen ist. Wir wollen hier nicht auf Einzelheiten eingehen, sondern an Hand dieser Auswertung zeigen, daß bei vernachlässigter kieferorthopädischer Überwachung und nicht systematisch durchgeführter Sprachtherapie das Ziel der Gaumenplastik oftmals nicht erreicht wird. Ebenso bestätigt diese Statistik, daß der günstigste Operationstermin der Gaumenplastik nur individuell bestimmt werden kann und mit Sicherheit von zwei Kriterien abhängt, die einmal in der Sprechfähigkeit, zum anderen aber auch in ungefähr normalen Bißverhältnissen zum Ausdruck kommen. Auf welche Weise sich der jeweilige Operateur dieser Situation anpaßt, muß den einzelnen Schulen überlassen werden. Es kommt nur darauf an, zur richtigen Zeit den richtigen Weg zu wählen.

Die obigen, relativ schlechten Ergebnisse mit dem hohen Prozentsatz an Spätschäden stammen zum großen Teil aus einer Zeit, in der durch Kriegswirren fortlaufende Nachbehandlungen, insbesondere aber Vorbehandlungen nicht möglich waren. Demgegenüber erfolgen heute in allen größeren Kliniken, in denen Spaltplastiken durchgeführt werden, systematische Vor- und Nachuntersuchungen mit Modellabgüssen der Kiefer, Fotoaufnahmen usw. Im einzelnen kommen wir in einem späteren Kapitel noch darauf zu sprechen, doch sollten sich die Eltern immer darüber im klaren sein, daß sie weitgehend das Schicksal ihrer Kinder bestimmen. Es ist nicht damit getan, das Kind operieren zu lassen und alles weitere der Natur zu überantworten. Auch bei erblich geschädigter Oberkieferanlage sind auf Grund der modernen Erkenntnisse der Kieferorthopädie Spätschäden zu vermeiden, sofern das Kind früh eine richtige Behandlung erfährt. Hasenscharten und Wolfsrachen sind Mißbildungen, die restlos nur dann behoben werden, wenn das Kind mindestens bis zum 14. Lebensjahr unter Kontrolle steht. Erst nach der abschließenden zahnärztlichen Behandlung, auf die wir noch im einzelnen eingehen werden, kann der Patient völlig gleichberechtigt und lebenstüchtig sich selbst überlassen bleiben.

XII. Zahnärztliche Versorgung der Spaltträger

Kiefer- und Gaumenspalten bedingen sehr häufig ungünstige Zahnverhältnisse. Abgesehen von postoperativen Kieferverformungen, teilweise verlagerten Frontzähnen und sehr oft unregelmäßigem Zahnstand, sehen wir leider in einem großen Teil der Fälle tief zerstörte und kariöse Zähne. Ohne Zweifel scheuen sich viele Zahnärzte, diese Zähne zu behandeln. Sie fürchten unter der Behandlung Zwischenfälle und verweisen die Kinder deshalb an eine Klinik. Die Geduld der Eltern ist aber dann oftmals schon erschöpft, so daß der Zahnverfall fortschreitet.

Prinzipiell ist zu sagen, daß es gerade *bei den Spaltpatienten darauf ankommt, so viele Zähne wie möglich zu erhalten.* Dementsprechend sollte es jeder Zahnarzt als seine Aufgabe betrachten, sich dieser Kinder besonders anzunehmen. Den Eltern aber muß gesagt werden, daß sie schon bei geringsten Zahnbeschwerden ihrer Kinder den Zahnarzt aufsuchen sollten. Nur durch die *frühzeitige konservierende Zahnbehandlung* ist es möglich, die bei Spaltträgern in erhöhtem Maße anzutreffenden, vom Zahn ausgehenden Herderkrankungen einzuschränken.

Neben der konservierenden Zahnerhaltung stehen überwiegend kieferorthopädische und prothetische Maßnahmen bei den Spaltkindern im Vordergrund.

1. Kieferorthopädische Überwachung und Behandlung

a) Vorbehandlung

Bei den schwerer wiegenden Spaltarten, den Wolfsrachen, also den doppelseitigen Lippen-Kiefer-Gaumenspalten, oder sehr breiten einseitigen totalen Hasenscharten, kann manchmal eine Vorbehandlung mittels kieferorthopädischer Spezialapparate angebracht sein.

Durch die weitgehende Beweglichkeit der Spaltfortsätze stellt sich der Oberkiefer bis zu einem gewissen Grade relativ schnell in die gewünschte Lage ein, wodurch das operative Vorgehen weitgehend erleichtert werden kann. Diese von der *Düsseldorfer* Schule und dem bekannten Münchener Kieferorthopäden *Hans Derichsweiler* empfohlene Vorbehandlung haben wir erfolgreich in einzelnen Fällen durchgeführt. Erforderlich ist diese Behandlung in jedem Falle bei operativer Parallelverschiebung des Zwischenkiefers bei doppelseitigen Lippen-Kiefer-Gaumenspalten der Gruppe II.

b) Nachbehandlung

Das Eingehen einer Vorbehandlung ist weitgehend von der Spaltart abhängig; eine kieferorthopädische *Nachbehandlung* bzw. Kontrolle ist dagegen *bei jeder Hasen-*

scharten- und Wolfsrachenform erforderlich. Wie wir gerade im vorigen Kapitel besprochen haben, ist die Möglichkeit von Spätschäden in einem hohen Prozentsatz gegeben. Es muß also bereits nach der Lippenplastik eine Überwachung vorgenommen werden, die darauf zu achten hat, ob sich die Milchzähne richtig einstellen. Die Eltern haben darauf Obacht zu geben, daß die oberen Frontzähne über den unteren stehen. Jede Wachstumshemmung im Bereich des Oberkiefers offenbart sich zuerst in der Bißlage und Zahnstellung. Die Eltern haben also ein relativ einfaches Kriterium, Wachstumsstörungen festzustellen. Bei der geringsten Bißverschiebung, d. h. einer normalen Unterkieferentwicklung bei Hemmung des Längen- oder Breitenwachstums des Oberkiefers, ist eine sofortige Behandlung angezeigt. Aus diesem Grunde sollten nach Möglichkeit *Kontrollen im Zeitabstand von $^1/_4$ Jahren erfolgen.*

Da eine kieferorthopädische Behandlung im Milchzahngebiß zwar durchgeführt ist, aber große Anforderungen an Eltern, Kind und Arzt stellt, erfolgt in den meisten Fällen die kieferorthopädische Behandlung erst nach teilweisem Durchbruch der bleibenden Zähne. Hier stehen wir einer großen Schwierigkeit gegenüber: Da nach vollzogener Gaumenplastik oftmals der Zahnwechsel einsetzt, kommt es oft zu einer Unterbrechung der kieferorthopädischen Behandlung. Im Wechselgebiß, also im Alter von 5 bis 8 Jahren, ist eine erfolgreiche kieferorthopädische Behandlung nicht gewährleistet. Viele Eltern glauben daher, daß ihr Kind nicht weiter behandelt werden soll und unterlassen die notwendigen Kontrolluntersuchungen. Auch die von ärztlicher Seite manchmal vorgenommene Vertröstung, nach 2 bis 3 Jahren die Behandlung fortzusetzen, mißverstehen viele Elternpaare, so daß oftmals eine weitere kieferorthopädische Behandlung unterbleibt, die gerade in dem Alter von 8 bis 12 Jahren sehr wichtig ist.

Die wachstumsbedingte Behandlungsunterbrechung darf keineswegs zu einer Unterbrechung der Kontrolle führen. Gerade unter der zweiten Zahnung treten bei Spaltträgern häufig Unregelmäßigkeiten der Zahnstellung auf, die behandlungsbedürftig sind. In solchen Fällen kommen kieferorthopädische Apparaturen zur Anwendung, die nach den Vorschriften des Arztes getragen werden müssen. Nur bei genauer Befolgung der ärztlichen Vorschriften — insbesondere durch das konsequente Tragen der kieferorthopädischen Platten, Spangen usw. — ist es möglich, die Oberkieferwachstumshemmung zu überwinden und ein annähernd normales Zahn- und Kiefersystem zu erhalten. Neben der Erkenntnis der Notwendigkeit einer regelmäßigen Kontrolle müssen sich also Eltern und Kinder im klaren sein, daß eine solche Behandlung langwierig ist und sehr viel Geduld erfordert*). Die im Augenblick auftretende Unbequemlichkeit sollten aber Eltern und Kind im Hinblick auf das Ziel in Kauf nehmen.

c) Spätbehandlung

Leider kommt es auch heute noch relativ häufig vor, daß die rechtzeitige kieferorthopädische Behandlung versäumt wird, und daß diese Patienten — oft aus kosmetischen Gründen — erst im Alter von 15 bis 16 Jahren den Arzt aufsuchen. Es wird in manchen Fällen noch möglich sein, eine kieferorthopädische Behandlung durchzuführen und den Schaden auszugleichen.

*) Auch die kieferorthopädische Behandlung genießt die Vorteile des neuen deutschen Körperbehindertengesetz. (Vgl. S. 128).

Insgesamt gesehen jedoch birgt die kieferorthopädische Spätbehandlung noch viele Probleme. Durch das ausgewachsene Gesichtsschädelskelett und die vollständig durchgebrochenen Zähne ist ein Einfluß auf das Kieferwachstum viel schwerer zu erzielen.

Der bereits genannte Münchener Kieferorthopäde *Hans Derichsweiler* hat aus diesem Grunde die sogenannte *Gaumennahtsprengung* entwickelt. Hierunter wird eine plötzliche Oberkieferdehnung verstanden, die innerhalb kürzester Zeit durchgeführt wird, und zwar nur bei vollständig verschlossenem Gaumen. Dabei kommt es zu einer Dehnung im Bereich des Narbengewebes oder zu einem sogenannten Grünholzbruch, also einer Oberkieferlängsfraktur, die jedoch infolge der intakten Schleimhäute relativ harmlos ist. Der große Vorteil dieser Methode besteht sowohl in der schnell durchzuführenden Oberkieferdehnung als auch in der Erweiterung der oft resonanzschwachen Nasenhöhle, so daß Sprache und Nasenatmung normalisiert werden können. Aus der Abbildung 50 ersehen wir das Prinzip dieser Behandlung, die bei uns in Spätfällen

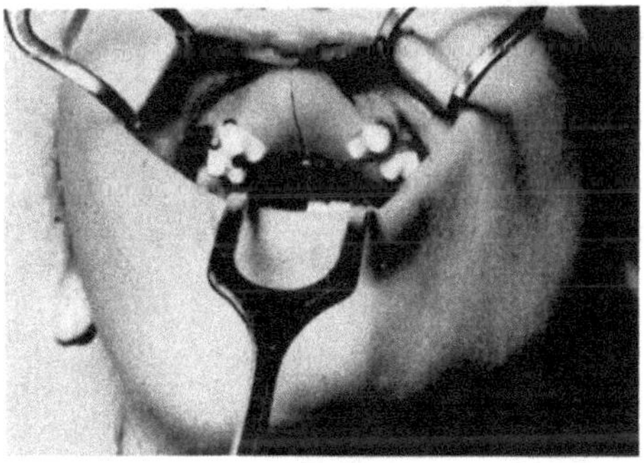

Abb. 50 a

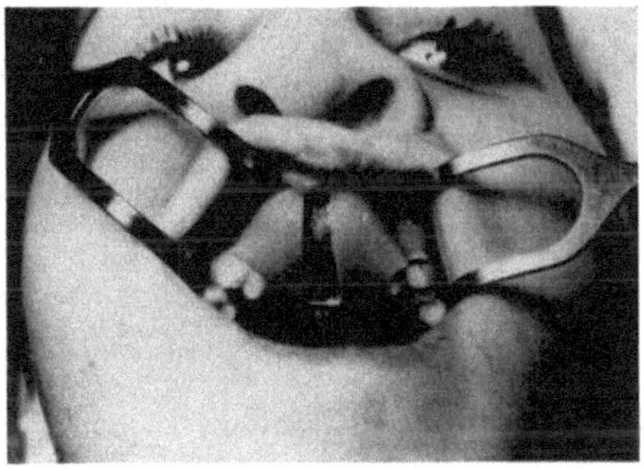

Abb. 50 b

Abb. 50

Die bei der kieferorthopädischen Spätbehandlung oft verwendete Gaumennahtsprengungs-Platte. Obwohl bei kurzfristiger Sprengung Ringbänder auf die Prämolaren und Molaren gesetzt werden sollten, kommt man bei länger dauernder Sprengung mit Klammern aus, die durch Drahtligaturen gesichert werden.

häufig zur Anwendung gelangt. Bei den oft im Alter von 15 bis 20 Jahren notwendig werdenden Rehabilitationen mit ihren Korrekturoperationen hat sich uns diese Behandlung sehr gut bewährt.

2. Prothetische Behandlung

Jeder kieferorthopädisch erreichte Erfolg bei Spaltträgern muß prothetisch gesichert werden, d. h. die erreichte Kieferstellung muß durch Zahnersatzmaßnahmen fixiert werden. Die durch die Gaumenplastik hervorgerufene Narbe im Mittelteil des Oberkiefers wird bei nicht genügender Sicherung zwangsläufig zu einer erneuten Verengerung bzw. Verkürzung des Oberkiefers führen. Aus diesem Grunde ist die prothetische Sicherung erforderlich. Darüber hinaus erfüllt sie in den meisten Fällen noch einen anderen Zweck. Die Prothese hebt einmal die Oberlippe, gleicht dadurch das Profil aus und bewirkt infolge der künstlichen Zähne einen außerordentlich günstigen kosmetischen Effekt. Sehr zu empfehlen ist zu diesem Zwecke die Anfertigung massiver

Edelmetall- bzw. Jackettkronenbrücken, die sehr gut abgestützt sein müssen. Der Narbenzug kann so stark sein, daß leicht gebaute Brücken mit zarten Lötstellen einfach zerbrechen können. Aus diesem Grunde sind nur massive Konstruktionen angebracht. Auch die Anfertigung partieller abgestützter Prothesen (am günstigsten gegossener Skelettprothesen) zeitigt gute Resultate.

Falls noch weitere kosmetische Korrekturoperationen im Bereich der Lippe vorgesehen sind, muß das Problem zahnärztlich und chirurgisch erörtert werden. Nur der endgültige und richtige Zahnersatz garantiert den kosmetischen Erfolg. Dies trifft besonders für solche Fälle zu, die eine so starke Verkürzung und Verengung des Oberkiefers aufweisen, daß ein Ausgleich mit kieferorthopädischen Maßnahmen nicht mehr zum Ziel geführt hat. Abbildung 51 verdeutlicht einen solchen Fall und zeigt die großen

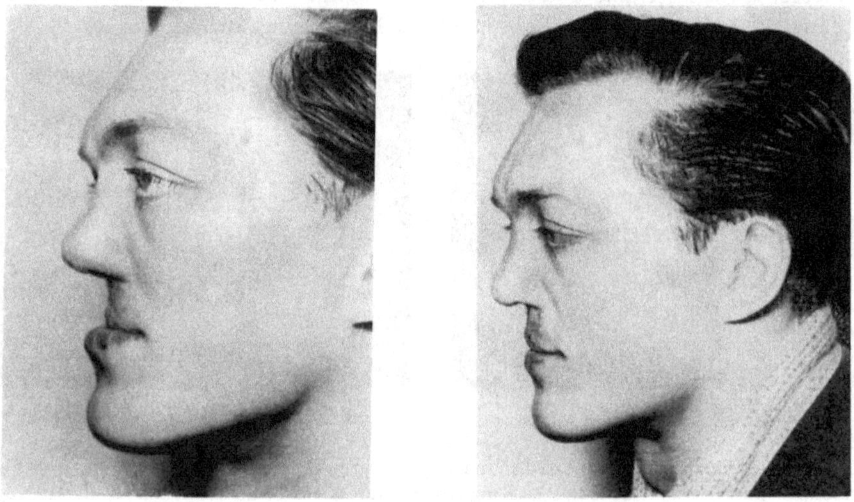

Abb. 51 a Abb. 51 b

Abb. 51

Korrektur und Rehabilitation bei einem Patienten mit linksseitiger Lippen-Kiefer-Gaumenspalte. Es wurde abschließend eine Lippenkorrektur mit Neuber-Abbé'scher Plastik und eine Nasenkorrektur durchgeführt. Ein Cover-denture ergänzte die Behandlung.

Schwierigkeiten, die gerade bei der Spätbehandlung an den Arzt und Zahnarzt gestellt werden. Hier wird zuerst die schon beschriebene Gaumennahterweiterung durchgeführt, die meistens zu annähernd normalen Bißverhältnissen im Seitenzahngebiet führt. Da trotz dieser Maßnahmen noch eine zu starke Verkürzung des Oberkiefers mit einem Engstand der Front besteht, extrahieren wir die Zapfenzähne, manchmal auch die seitlichen Schneidezähne und belassen nur gesunde, vitale Zähne, die aus Gründen der Kariesverhütung überkront werden. Dann gliedern wir über die Vollkronen im Frontzahnbereich eine Prothese ein, die durch teleskopartige Halteelemente in den unregelmäßig stehenden Zähnen ihren Halt findet. Dieser Cover denture (bedeckendes Gebiß) bedeckt die eigenen, kosmetisch unschön wirkenden Zähne (Abb. 52). Die künstliche Oberkiefer-Zahnreihe steht also vor der eigenen und findet einen funktionellen Gegenbiß zu den Unterkieferzähnen. Dadurch ist neben der so wichtigen

Kaufunktion eine erhebliche Hebung der Oberlippe möglich, was zu einem kosmetischen Ausgleich des Profils führt.

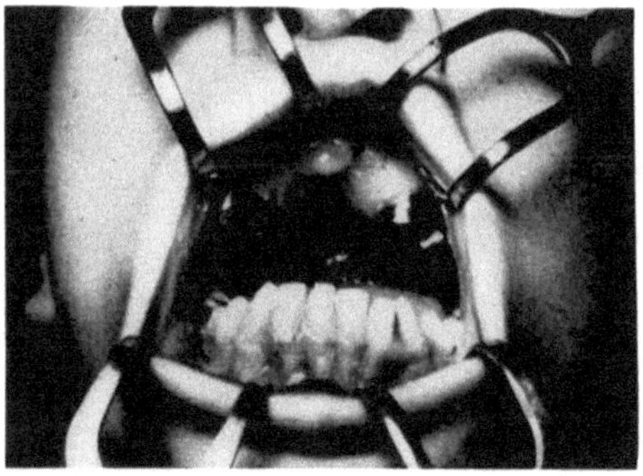

Abb. 52 a

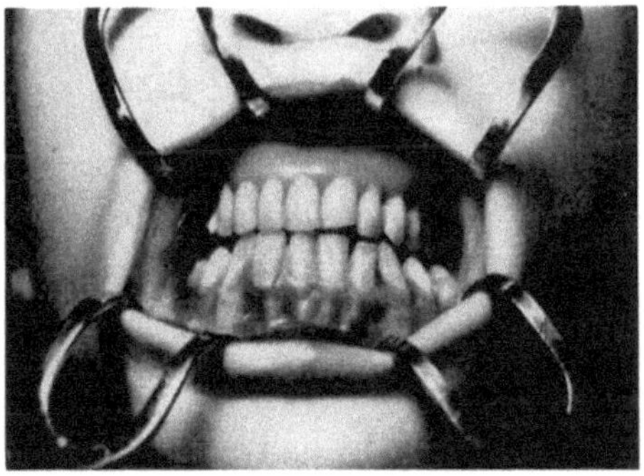

Abb. 52 b

Abb. 52
Patient mit und ohne Cover-denture.

Wir empfehlen, alle als Halteelemente benutzten und durch die Plattenprothese verdeckten Zähne zu überkronen, da diese sonst infolge des Klammerdruckes oder anderer Befestigungsmöglichkeiten leicht kariös werden. Auch Teleskop-Prothesen können hier zur Anwendung gelangen. Welche Methodik im einzelnen bevorzugt wird, richtet sich auch nach den klinischen und wirtschaftlichen Verhältnissen der Patienten[1]).

3. Obturatoren

Der Versuch, die Gaumenspalten durch prothetische Maßnahmen künstlich zu verschließen, ist seit langem bekannt. Wie schon im geschichtlichen Teil besprochen wurde, sind bereits zu Zeiten *Ambroise Parés* Obturatoren — also Gaumenverschlußvorrichtungen — aus Baumwolle, Werg, Wachs, Leder, Kork und anderem verwendet worden. Mit den ersten Anfängen einer zahnärztlichen Technik ersetzt man diese sehr primitiven Verschlußapparaturen durch Gold- oder Silberplatten, die ihren Halt oftmals in der Gaumenspalte selbst fanden. Später wurde die Befestigung auf die Zähne ausgedehnt und die Sprechfunktion miteinbezogen. Aber erst die Erfindung des Kautschuks brachte eine wirkliche Verbesserung der Apparate. Es würde zu weit führen, im einzelnen alle Obturatoren aufzuführen, doch seien einige hervorragende Prothetiker genannt, die sich mit diesem Problem befaßten. So haben sich besonders *Kingsley, Suersen, Schiltsky* und *Warnekros* hervorgetan, die verschiedene Modifikationen erarbeitet haben. Die Abbildung 53 a zeigt einen starren Obturator nach Warnekros für nicht geschlossene Gaumenspalten und die Abbildung 53 b den Schiltskyschen Rachenobturator mit Spiralfedern für operierte, aber verkürzte Gaumensegel.

Während die starren Obturatoren zum Verschluß vollständiger Gaumenspalten nur noch sehr selten Verwendung finden — die operative Versorgung ist heute nicht mehr wegzudenken — begegnen uns doch mitunter noch Modifikationen des in Abbildung 53 b gezeigten *Schiltsky*schen Rachenobturators. Hier ist nach der Operation eine erhebliche

[1]) Vgl. Anhang (S. 128) (Ausführungen über das neue deutsche Körperbehindertengesetz).

Verkürzung des Gaumensegels eingetreten, so daß infolge des nun fehlenden Abschlusses zwischen Nasen- und Mundhöhle die Sprechfunktion beeinträchtigt ist. Zur

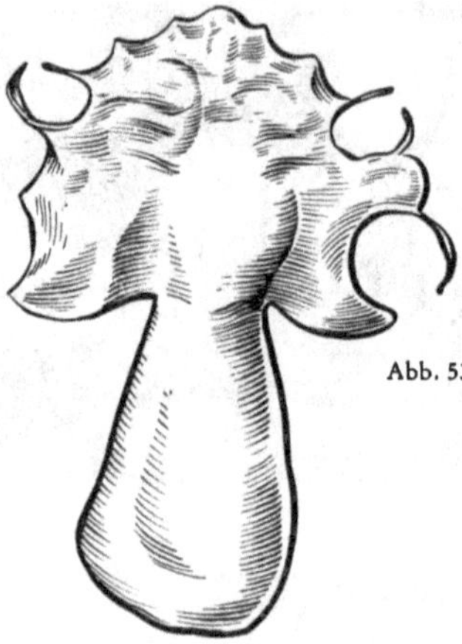

Abb. 53 a

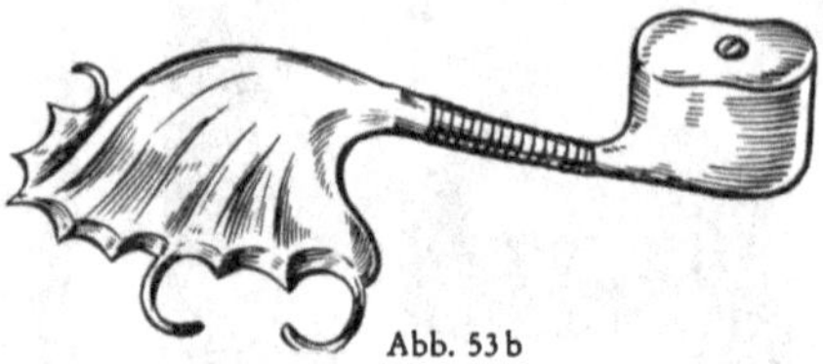

Abb. 53 b

Abb. 53 a
Starrer Obturator nach Warnekross für nicht operierte Gaumenspalten.

Abb. 53 b
Schiltsky'scher Rachenobturator aus Weichgummi mit Spiralfeder für operierte und verkürzte Gaumensegel.

Rekonstruktion dieser gestörten Funktion wird in seltenen Fällen noch ein solcher Rachenobturator eingegliedert. Wir können aber heute auf die Anwendung dieser Apparate vollständig verzichten, da es genügend operative Möglichkeiten gibt, ein schlechtes Sprachresultat zu verbessern. Der Obturator ist aber noch aus einem anderen Grunde überlebt; wie wir des öfteren gesehen haben, ist der Halt infolge des oft frühzeitigen Zahnverlustes auf die Dauer nicht gegeben. Auch eine Metallgerüstimplantation zur Befestigung von Obturatoren lehnen wir ab, da eine Gaumenspalte bekanntlich in jedem Alter operativ mit gutem Erfolg verschlossen werden kann.

Wir schließen die Frage der zahnärztlichen Versorgung der Spaltträger mit der zusammenfassenden Feststellung ab, daß die *Hauptaufgabe des Zahnarztes* bei der Spaltträger-Betreuung in der *konservierenden und kieferorthopädischen Überwachung und Sicherung* des normalen Oberkieferwachstums liegt.

XIII. Rehabilitation und Korrekturoperationen

Die primären Eingriffe, also die erstmalige Lippen- und Gaumenplastik, führen sehr oft nicht zu endgültig befriedigenden kosmetischen Ergebnissen. Während die anatomische Rekonstruktion des Gaumens kaum noch technische Schwierigkeiten bereitet — hier kommt es letztlich nur auf die Funktion, also auf das Sprechergebnis an — wird auf die annähernd normale Gestaltung der Lippe und der Nase sehr großer Wert gelegt. Unser Ziel, den Spaltträger völlig unauffällig zu machen, ist deshalb so schwer zu erreichen, weil auch die feinste Naht eine Narbe hinterläßt, die mehr oder weniger sichtbar bleibt.

Manche Kliniker sind der Ansicht, Korrekturoperationen im Bereich der Nase und der Lippe sollten um das 5. Lebensjahr vorgenommen werden. Wir schließen uns diesem Standpunkt an, wenn die erste Operation zu einem *ungenügenden* Resultat geführt hat. *Eine Lippenkorrektur im Alter von 5 Jahren sollte nur aus funktionellen Gründen* vorgenommen werden. Sicherlich darf das Kind in der Schule nicht zu stark unter der Mißbildung leiden, doch ist eine rein kosmetische Korrektur nicht vor der zweiten Zahnung zu empfehlen. In den Entwicklungsjahren und unter den verschiedenen Einflüssen, denen das Kiefer- und Nasenwachstum sowie die Lippenform ausgesetzt sind, kann es zu so erheblichen Abweichungen kommen, daß im 15. Lebensjahr der erneute Wunsch einer Korrektur geäußert wird. Jede Operation erfordert aber plastisches Material und je öfter operiert wird, desto weniger Material ist vorhanden und um so schlechter muß das Ergebnis werden.

Wir stehen auf dem Standpunkt, daß die Rehabilitation des Spaltträgers erst nach der endgültigen zahnärztlichen Versorgung einzusetzen hat, also nach Vollendung des Kieferwachstums im Alter von 14 bis 18 Jahren. Im allgemeinen werden bei uns erst dann die kosmetischen Korrekturoperationen vorgenommen.

Um einen kurzen Überblick zu geben, wollen wir an Hand einiger Fälle solche typischen Rehabilitationen besprechen.

Der einfachste Eingriff ist die Lippenkorrektur, wenn die Form der Nase funktionell und kosmetisch so befriedigend ist, daß lediglich eine Wiederholung der Lippenplastik zu erfolgen braucht. Auch hier stehen wieder, wie bei der primären Lippenplastik, die Methode nach Veau, Rosenthal, Axhausen und Waßmund der Technik Le Mesuriers gegenüber.

In den meisten Fällen wird aber eine gleichzeitige Nasenkorrektur durchzuführen sein. Es ist nicht Aufgabe dieses Büchleins, alle Korrektur-Plastiken zur Verbesserung der Nasenform aufzuzählen, doch soll prinzipiell gesagt sein, daß es heute zwar schon Verfahren gibt, den oft abgeplatteten und asymmetrischen, knorpelschwachen Nasenflügel zu korrigieren; der Erfolg dieser Operation ist aber zum Teil noch recht zweifelhaft, wenn auch eine Besserung hinsichtlich der Nasenform immer zu erwarten ist. Der Spaltträger muß aber wissen, daß es hier nicht, wie bei Lippe und Gaumen, nur vom Können des Operateurs abhängt, sondern oft genug auch von den vorliegenden Verhältnissen. Wenn auch eine Knorpelschwäche bis zu einem gewissen Grade durch eine Knorpelimplantation behoben werden kann, so liegt noch längst nicht ein normaler Nasenknorpel vor. Wenn wir unter diesem Aspekt die Nasenkorrekturen betrachten, werden wir mit Hilfe der verschiedenen Methoden (z. B. *Herfert, Schmid, Trauner, Wirth)* befriedigende Resultate erzielen.

Fast alle Patienten, die zu endgültigen Korrekturoperationen kommen, weisen eine Oberkieferwachstumshemmung auf. Wir nennen diese Formveränderung (wie schon im Kapitel „Operative Spätschäden (S. 82) erklärt) Pseudo-Progenie; damit wollen wir sagen, daß nur eine scheinbare Überentwicklung des Unterkiefers vorliegt, die in Wirklichkeit auf das gehemmte Oberkieferwachstum zurückzuführen ist. Diese Pseudoprogenie auszugleichen, ist eines unserer ersten Anliegen. Im einzelnen gehen wir folgendermaßen vor:

Der 23jährige Patient suchte uns, wie die Profilaufnahme Abbildung 54 a zeigt, mit einer erheblichen Pseudoprogenie bei verkürzter und sehr knapper Oberlippe auf. Die

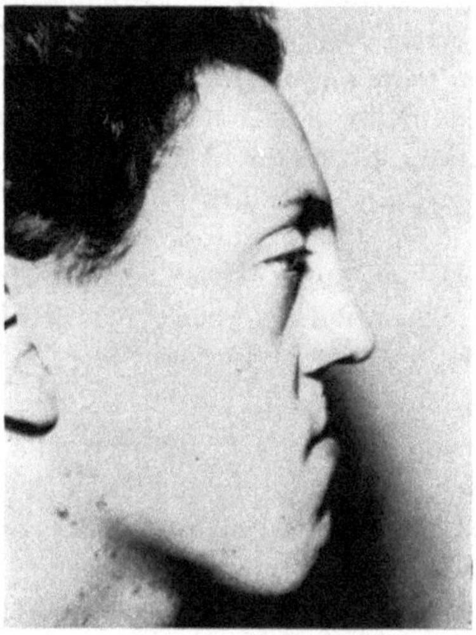

Abb. 54 a

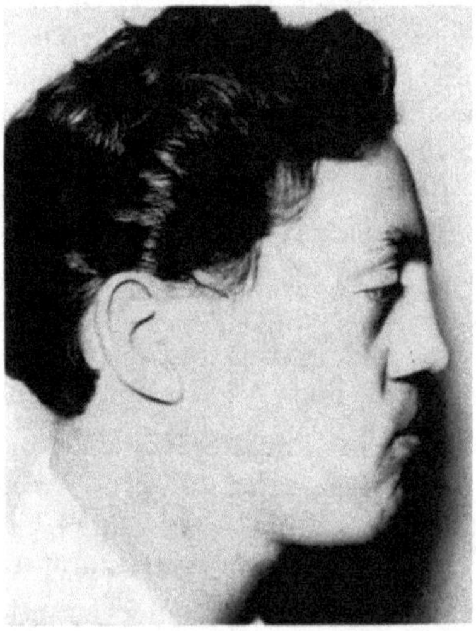

Abb. 54 b

Abb. 54
Rehabilitation und Korrektur bei einem Patienten mit rechtsseitiger Lippen-Kiefer-Gaumenspalte, bei dem durch Neuber-Abbé'sche Plastik, Abtragung der Kinnprominenz und Einsetzen eines Cover-denture ein wesentlich besseres Profil erzielt wurde.

Lippe war bereits dreimal voroperiert worden und zeigte im Bereich der früheren Spalte eine deutliche Narbenplatte. Hier wurde nach einer Gaumennahtsprengung und umfangreichen zahnärztlichen Maßnahmen ein Cover denture eingegliedert, der die Oberlippe anheben und die Profilsenkrechte verbessern sollte. Infolge der zu engen und narbigen Oberlippe war das jedoch nicht möglich, so daß eine Neuber-Abbésche

Lippenplastik notwendig wurde. In den Abbildungen 55 a bis c sind die Prinzipien dieses Operationsvorgehens dargestellt, die darin bestehen, daß durch Verpflanzung

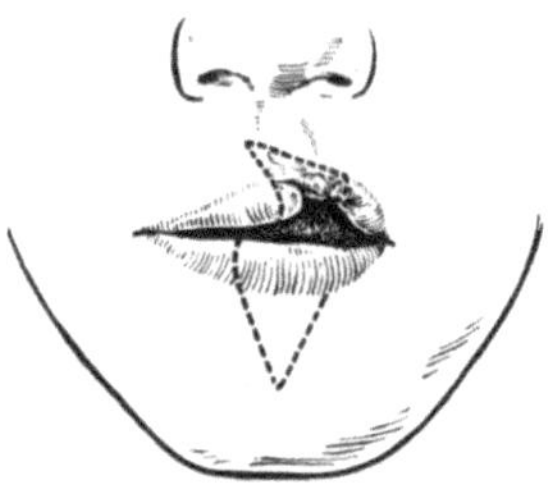

Abb. 55 a

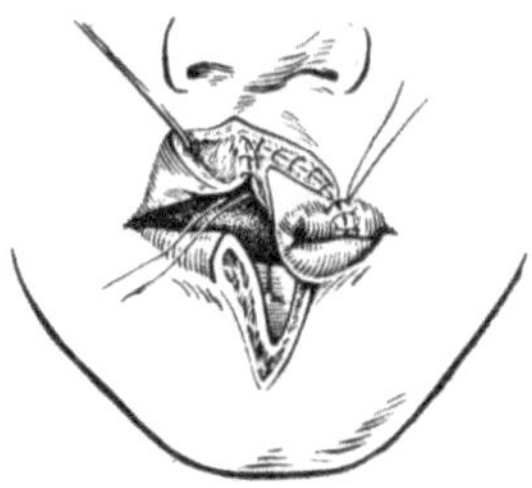

Abb. 55 b

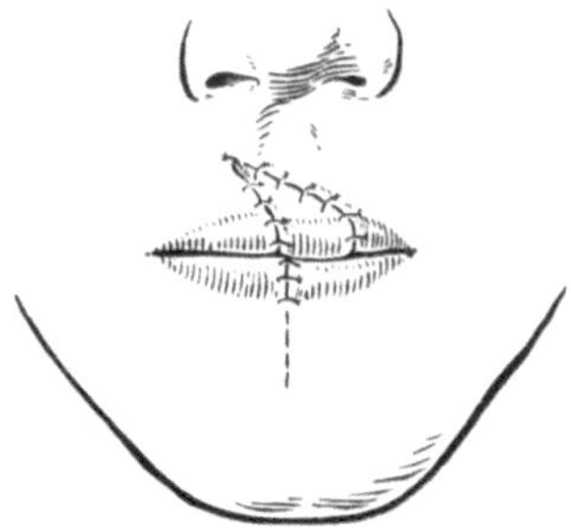

Abb. 55 c

Abb. 55 Schematische Darstellung der *Neuber-Abbé*'schen Plastik.

eines Unterlippenteils die Oberlippe entlastet und verbreitert wird. Man näht gewissermaßen einen Unterlippenausschnitt in die Oberlippe und erhält dadurch eine wesentlich lockere und volle Oberlippe. Um die Pseudoprogenie noch weiter auszugleichen, wurde die kosmetisch unschöne und sehr auffällige Prominenz des Kinnteils abgetragen. Eine in manchen Fällen durchgeführte Rücklagerung des gesamten Unterkiefers würde hier nicht den Erfolg zeitigen, da allein dieser Eingriff, wie Abbildung 54 b zeigt, das Profil harmonisch ausgleicht.

Bei doppelseitigen Lippen-Kiefer-Gaumenspalten fällt besonders die breit auseinandergezogene „Schafsnase“ mit dem zu kurzen Nasensteg auf (Abb. 56). Hierdurch

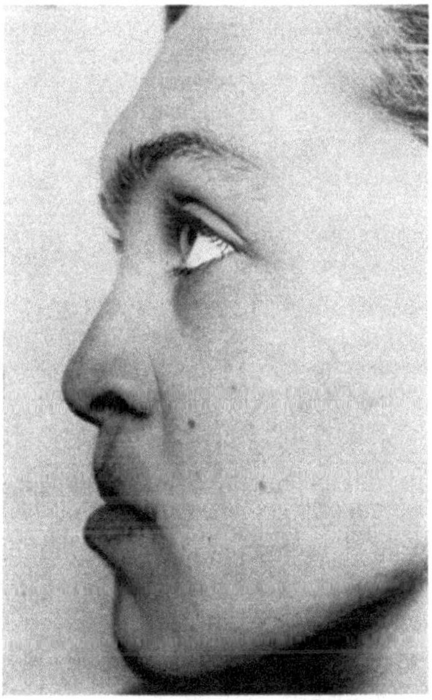

Abb. 56 a

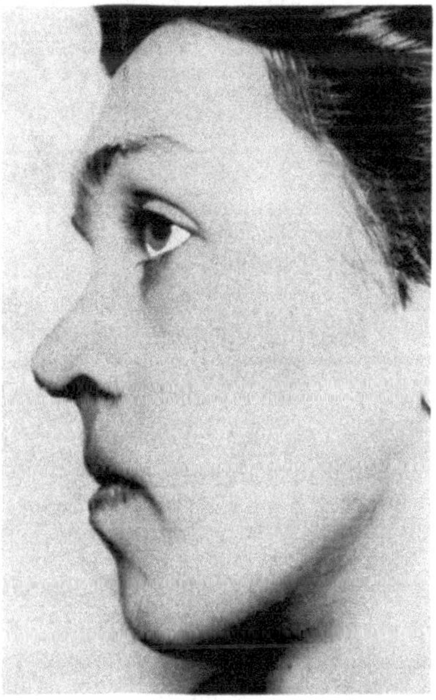

Abb. 56 b

Abb. 56 Verlängerung des Nasenstegs durch Einsetzen eines Knickspanes bei einer doppelseitigen Lippen-Kiefer-Gaumenspalte.

kommt es zu den typisch platten Nasen, deren Form in der Mehrzahl der Fälle nur durch Verlängerung des Nasenstegs zu bessern ist. Es gibt auch hier wiederum die verschiedensten Operationsvorgehen *(Gillies, Killner, Schmid, Schuchardt, Trauner, Wirth)*, doch können wir hier keineswegs alle aufzählen. Nach *Trauner* und *Wirth*, die sich besonders mit diesem Thema beschäftigt haben, führt man die Verlängerung des hautigen Nasenstegs

a) am häufigsten aus dem Mittelteil der Lippe durch oder
b) macht eine frühere oder spätere Korrektur an der Nasenspitze oder
c) benutzt ein freies Transplantat oder
d) verbessert die Nasenform mittels eines aus der Ferne entnommenen Rundstillappens.

Wir benutzen zu solchen Eingriffen häufig den Mittelteil der Lippe und implantieren nach der Lippenkorrektur einen sogenannten Knickspan, den wir dem Schienenbein entnehmen und zur Sicherung des verlängerten Nasenseptums in die Nase einpflanzen (Abb. 57).

Umstritten sind Korrekturmaßnahmen aus dem Gewebe vom sogenannten Rundstiel- oder Fernlappen. Man sollte bei Hasenscharten und Wolfsrachen immer versuchen,

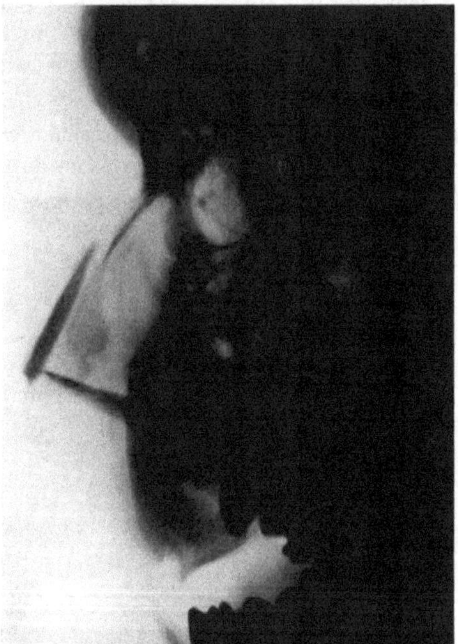

Abb. 57
Röntgenologische Darstellung des in die Nase implantierten Knickspanes.

mit der plastischen Substanz der Umgebung auszukommen, denn nur dieses Gewebe bürgt für die gleiche Farbtönung, wie sie die Oberlippe aufweist. Ein aus der Ferne (Bauch oder Brust) entnommener Hautanteil wird allein schon durch seine intensiv gelbe Farbe auffallen und damit das Ziel, die Unauffälligkeit des Patienten, verfehlen. Dazu kommen noch die Bedenken, die in der Unbeweglichkeit des Ferntransplantates bestehen. Während das Umgebungsgewebe infolge der mimischen Gesichtsmuskulatur reichlich mit Muskelfasern versorgt ist, finden wir in den Fernlappen nicht eine einzige Muskelfaser, lediglich völlig unbewegliches Fettgewebe. Auch dieser Nachteil sollte bei Fernplastiken bedacht werden.

Anders verhält es sich bei großen Restdefekten im Bereich des Gaumens. Hier ist die Anwendung von Fernlappen angezeigt, die besonders im Bereich des harten Gaumens ausgezeichnete Dienste leisten (Abb. 58). Wenn auch der weiche Gaumen in die Fern-

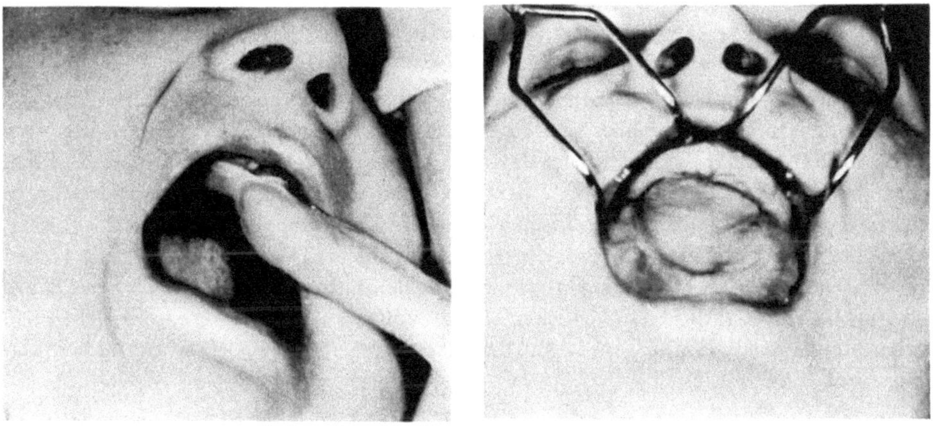

Abb. 58 a Abb. 58 b

Abb. 58
Verwendung eines Rundstiellappens zur Deckung eines großen Defektes im Bereich des harten Gaumens.

lappenplastik einbezogen werden soll, ist auf die Funktion des Velums zu achten. Erst die in dem nächsten Kapitel beschriebenen sprachverbessernden Operationen werden den unbeweglichen Rundstiellappen die nötigen Funktionsimpulse geben können.

So gibt es, angefangen von den einfachen Lippenkorrekturen über Naseneingangs-Plastiken, Knorpel- und Knochenimplantationen in die Nase, *Abbé-Neuber*schen Operationen, sehr viele Verfahren, die imstande sind, die Gesichtsform des Spaltträgers vorteilhaft zu verändern. Ein großer Teil dieser Eingriffe wird aus der kosmetischen Chirurgie übernommen und findet hier erst den rechten Sinn.

XIV. Sprechtherapie und sprachverbessernde Operationen

Zur Versorgung der Gaumenspalten gehört neben der chirurgischen und zahnärztlichen Behandlung als völlig gleichberechtigter Zweig die Sprechtherapie. Schon *Langenbeck* (1810—1887) beklagte sich darüber, daß die Ausführung einer Gaumenplastik oftmals nicht den Erfolg erreicht, den sich der Arzt von der Operation verspricht. Ja, es wurde sogar mit Recht gefragt: Wozu werden Gaumenspalten überhaupt operiert, wenn die Kinder später doch nicht in der Lage sind, annähernd normal zu sprechen? Aus diesem Grunde ist es als ein großes Verdienst anzusehen, daß es heute durch chirurgische, zahnärztliche und — keineswegs zuletzt! — durch sprachheil-therapeutische Maßnahmen möglich ist, dem Gaumenspaltenträger zu einer normalen Umgangssprache zu verhelfen.

Das Problem der normalen Sprechentwicklung hängt selbstverständlich von sehr vielen Faktoren ab. Die wichtigste Rolle auf dem Wege zur Normalsprache übernimmt aber zweifellos das Elternhaus, welches das Spaltträgerkind umgibt und anleitet. Schon *vor der Gaumenplastik* sollten daher die Eltern und Erzieher *immer darauf achten, daß das Kind langsam und deutlich spricht.* Nach Möglichkeit soll sich das Kind erst gar nicht ein sprachliches „Schludern" angewöhnen, das später sehr schwer zu überwinden ist. Es ist daher immer wieder erfreulich, wenn man schon vor der Operation Kinder mit einer zwar noch gestörten, aber deutlich verständlichen Sprache erlebt. Durch den fehlenden Abschluß zwischen Nasen- und Mundhöhle kann das Kind selbstverständlich nicht normal sprechen. Wenn aber die Eltern das Kind zum deutlichen Sprechen anhalten und hierbei den nötigen Nachdruck walten lassen, so kommt es zu einer guten Muskelbewegung im Bereich des weichen Gaumens, die für den Erfolg der späteren Gaumenplastik entscheidend sein kann. Die Eltern haben für die spätere Sprechentwicklung ihres Kindes Entscheidendes zu leisten.

Das Alter, in dem die Gaumenplastik durchgeführt wird, spielt eine weitere große Rolle. Als Faustregel gaben wir an: Je früher operiert, desto besser für die Sprache (um so schlechter für das Oberkieferwachstum). Es sollte daher im Hinblick auf die Sprache unser größtes Anliegen sein, nach Abwägen aller Tatsachen — normal entwickeltem Oberkiefer und Möglichkeit einer kieferorthopädischen Behandlung — den Eingriff möglichst früh durchzuführen. Das macht bei den Spalten des weichen Gaumens keine Schwierigkeit; wir führen deshalb die Operation vor dem Bewußtwerden des eigenen Ichs, also *vor* dem 30. Monat, durch. Bei den Spalten des harten Gaumens, insbesondere bei den durchgehenden Lippen-Kiefer-Gaumenspalten, müssen wir uns nach den Gegebenheiten richten, werden also kaum vor dem 30. Lebensmonat operieren können.

Auch die Technik der Operation entscheidet oftmals über die spätere Sprechentwicklung. Wenn allein schon der harmlose Eingriff einer Mandelentfernung manchmal zu sprachverändernden Komplikationen führt, so ist es einleuchtend, daß so umfangreiche Operationen wie die Gaumenplastik die Sprechfähigkeit beeinflussen können. Jede zusätzliche Narbenbildung im Bereich des weichen Gaumens wird die Muskelbewegung einschränken, so daß auch bei genügend langem Velum oftmals der Spracherfolg nicht gewährleistet ist. Gerade in früherer Zeit, in der die Gaumenspaltenchirurgie noch nicht so entwickelt war wie heute und sehr viele Mißerfolge zustandekamen, stand das rein operative Vorgehen besonders im Vordergrund. Es kam darauf an, die Gaumenspalte zu verschließen; wie das erreicht wurde, war nicht wesentlich. Dazu gehören die umfangreichen und die die gesamten Rachenweichteile mobilisierenden Entlastungsschnitte, die wochen-, ja monatelang tamponiert wurden. Ein solcher Gaumen heilte zwar primär, doch bildete sich nicht selten eine erhebliche Kieferklemme aus, und später stellten sich umfangreiche Narbenzüge ein. So werden manchmal beachtliche Entlastungsnarben gesetzt, die infolge der großen Narbenplatten zu einer Kieferklemme des 2. Grades führen können. Darunter muß die Funktion des weichen Gaumens und damit die Sprache leiden.

Dagegen wandte sich der große französische Spaltchirurg *Victor Veau*, der einerseits durch die Einführung der nasalen Schleimhautnaht den nasalen Resonanzraum verkleinerte, andererseits aber in konsequenter Folge alle tiefgreifenden Entlastungsschnitte ablehnte, die die Funktionstüchtigkeit der Gaumenmuskulatur beeinträchtigen konnten.

Aber auch das schonendste Operieren kann nicht unbewußt gewordene Sprach- und Sprechangewohnheiten beseitigen. So werden viele Eltern nach der Operation ihres Kindes feststellen müssen, daß — nach einer anfänglichen Besserung — viele alte Sprechgewohnheiten vom Kinde beibehalten werden. Einen Vergleich bietet das dialektgebundene Sprechen, dessen Träger nur schwer ein reines Hochdeutsch erlernt. Auch das Gaumenspaltenkind hat in der Zeit vor der Operation viele Angewohnheiten, — so die typische Rachenlautsprache und auch ein bestimmtes, zur verständlichen Aussprache notwendiges Grimassieren — die es nach der Operation weiterpflegt. Hier kann nur eine konsequente Sprachtherapie helfen, die deshalb unbedingt zur Versorgung der Gaumenspaltenkinder gehört. Es gibt zwar Kinder, die auch ohne Sprechunterricht in relativ kurzer Zeit eine normale Umgangssprache annehmen, doch sollten die Eltern immer einen erfahrenen Sprachheiltherapeuten zuratezíehen.

Die Sprechtherapie kann ambulant oder stationär durchgeführt werden. In den meisten Fällen wird nur ein ambulanter Unterricht möglich sein, doch sollte dieser dann mindestens zweimal wöchentlich gegeben werden. Durch spezielle Verfahren und Instrumente, die weitgehend von *Gutzmann*, *Doubeck* u. v.a. entwickelt sind, wird dem Kind ein Gefühl für das eigene Sprechvermögen vermittelt und ein bewußtes Sprechen gelehrt. Hierdurch werden die unbewußten Angewohnheiten weitgehend eingeschränkt, so daß nach einem durchschnittlich einjährigen Unterricht eine annähernd normale Umgangssprache erreicht ist.

Die Internatsbehandlung, die gegenüber der ambulanten Behandlung meist in einem sechswöchigen klinischen Aufenthalt mit täglich drei- bis vierhalbstündigen Übungslektionen besteht, bietet sehr große Vorteile, doch kann hierbei die vorschulische Sprecherziehung nur mit Hilfe ausgebildeter und erfahrener Logopädinnen durchgeführt werden.

Man kann auch, wie in Thallwitz, wo es ein Sprechheil-Internat gibt, Eltern-Kurzlehrgänge einführen, in denen die Sprachheil-Therapeutin den Elternpaaren die Grundregeln der nachoperativen Sprechentwicklung erläutert.

Auf dem Wege der Sprechbehandlung und -betreuung gehen die verschiedenen Fachkliniken unterschiedlich vor. Einzelne Institute haben hier schon Außerordentliches geleistet; letztlich kommt es aber nur darauf an, die Eltern zu unterweisen, daß die Wiedergewinnung einer normalen Umgangssprache von einer sorgfältigen und konsequent durchgeführten Sprachtherapie abhängt.

Es gibt auch einzelne Patienten, die trotz systematischen Sprechunterrichts nicht in der Lage sind, normal zu sprechen. Hierbei handelt es sich in der Mehrzahl um Fälle, bei denen auf Grund unvollständiger anatomischer Rekonstruktion des Gaumengewölbes eine normale Funktion, also eine normale Sprache, nicht möglich ist. So kommt es z. B. vor, daß die Gaumenplastik nicht vollständig gelang und ein größeres Restloch zurückblieb. Solange der Gaumen nicht vollständig verschlossen ist und größere Verbindungen zwischen Nasen- und Mundhöhle bestehen, muß der Patient ein offenes Näseln in Kauf nehmen. Die kleineren Restlöcher, die sich nach der Operation oft noch verkleinern, erzeugen einen allmählich stärker werdenden Narbenzug, der die Länge des Gaumensegels erheblich verkürzt und dessen Beweglichkeit einschränkt. Im Endzustand finden wir also einen Patienten, der trotz verschlossenen Gaumens nicht in der Lage ist, Mund- und Nasenhöhle zu trennen. Da dies aber die Voraussetzung für eine normale Sprache ist, muß es zu den typischen Sprachfehlern kommen. In der Abbildung 59 sehen wir ein Velumende, das zu rigide und zu kurz ist, um eine normale Sprechfunktion zu ermöglichen.

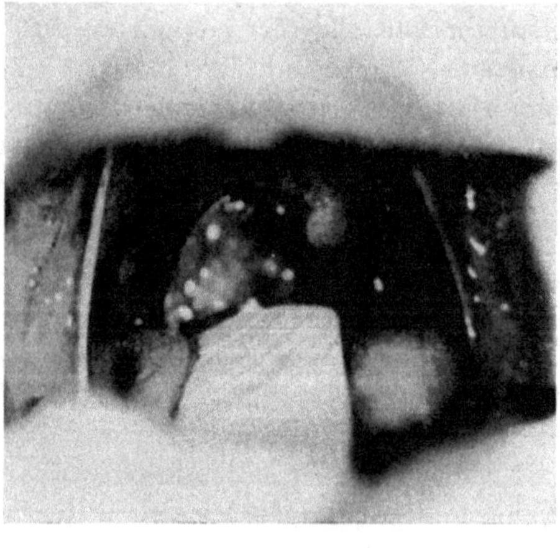

Abb. 59
Verkürztes und rigides Velum (deutliche Ernst'sche Narbenstränge), das eine normale Umgangssprache nicht ermöglichte.

Schon im vorigen Jahrhundert haben sich daher verschiedene Ärzte mit diesem Problem auseinandergesetzt und operative Vorschläge ausgearbeitet. Auf Anregung von *Passavant,* der hierzu grundlegende Verfahren erarbeitete, hat *Schönborn* die sogenannte Pharyngoplastik entwickelt. Erst *Rosenthal* konnte dieses Verfahren so weit ausbauen, daß es heute als die beste sprachverbessernde Operation gilt. Dabei wird, wie aus Abbildung 60 zu ersehen ist, aus dem Bereich der Rachenhinterwand

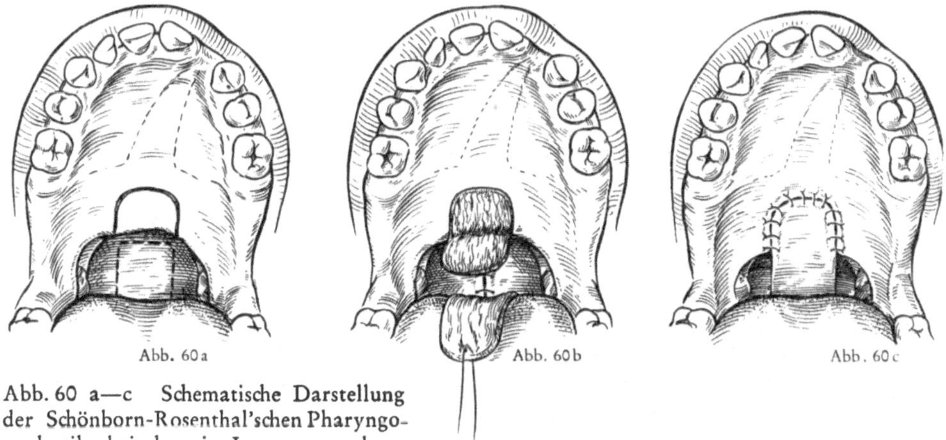

Abb. 60a Abb. 60b Abb. 60c

Abb. 60 a—c Schematische Darstellung der Schönborn-Rosenthal'schen Pharyngoplastik, bei der ein Lappen aus der Pharynxhinterwand auf das Velum gesteppt wird.

(Modifikation nach *Herfert*)

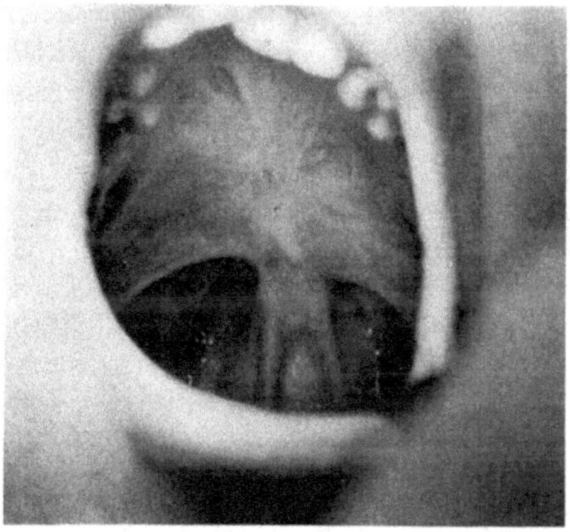

Abb. 61
Klinisches Ergebnis einer solchen Pharyngoplastik, die den Abschluß zwischen Mund- und Nasenhöhle ermöglichte, also die Voraussetzung für eine normale Umgangssprache schuf.

ein Stiellappen gebildet, der auf das zu kurze und vernarbte Gaumensegel — nach Schaffung eines Bettes — aufgesteppt wird. *Rosenthal* sagt dazu: „Die Pharyngoplastik dient dem Zweck, das Gaumensegel stark nach hinten zu ziehen und zu verlängern." Außerdem wird durch die Entnahme des Schlundwandlappens der Rachen an der für die Sprache so wichtigen Stelle verengt, was sich auf die Lautbildung sehr günstig auswirkt. Durch diese Operation wird die Nasen- von der Mundhöhle getrennt und dadurch eine normale Umgangssprache möglich (Abb. 61). In vielen Fällen ist nun aber erst recht ein Sprachunterricht erforderlich, so daß die Notwendigkeit dieses Eingriffs am besten zwischen Chirurgen und Sprachheiltherapeuten vereinbart wird.

Neben der *Rosenthal*schen Plastik gibt es noch andere Modifikationen; die Verfahren nach *Trauner, Sanvenero-Roselli* und *Hynes* sind am bekanntesten.

Auch andere velumverlängernde Operationen erzielen ausgezeichnete Sprachresultate.

XV. Krankheitsdispositionen des Spaltträgers und verhütende Maßnahmen

In dem IX. Kapitel „Pflege des neugeborenen mißbildeten Säuglings“ (S. 64) haben wir ausdrücklich betont, daß es sich bei der *Mehrzahl der Hasenscharten- und Wolfsrachenträger um primär gesunde Kinder* handelt. Die meisten sogenannten konstitutionsbedingten Erkrankungen sind sekundärer Natur und kommen durch die Spaltbildung zustande. Es gibt also bei diesen Kindern zweifellos Krankheitsdispositionen, die unbehandelt zu bestimmten Leiden führen.

Die häufigste Komplikation, die wir kennen, ist neben dem relativ unbedeutenden Nasen- und Rachenkatarrh die *Mittelohrentzündung* und die in ihrem Gefolge auftretenden Hörstörungen. Eine interessante Statistik ist erst kürzlich erschienen. Da uns die Verhütung der außerordentlich häufigen Mittelohrkomplikationen sehr am Herzen liegt, geben wir einige Werte aus der *Lorenz*schen Arbeit wieder. Der Autor untersuchte 102 Gaumenspalt-Patienten und stellte bei rund 62 % von ihnen krankhafte Ohrbefunde fest. Im einzelnen gliederte er seine Untersuchungen folgendermaßen auf:

Tabelle 17

Übersicht über krankhafte Ohrbefunde bei Gaumenspaltenträgern
(im Alter von 1 bis 25 Jahren)

Operierte Gaumenspalten	57
Pathologische Ohrbefunde	44
a) doppelseitige Befunde	34
b) einseitige Befunde	10
Nicht operierte Gaumenspalten	32
Pathologische Ohrbefunde	19
a) doppelseitige Befunde	14
b) einseitige Befunde	5
Insgesamt:	
Untersuchte Gaumenspalten	89
Pathologische Ohrbefunde	63
a) doppelseitige Befunde	48
b) einseitige Befunde	15

Doppelseitige Ohrbefunde traten etwa dreimal so häufig auf wie einseitige, während eine Bindung der Ohrerkrankungen an einen bestimmten Spalttypus nicht gefunden werden konnte.

Das Hörvermögen überprüfend fand *Lorenz* folgende Werte:

Tabelle 18

Übersicht über das Hörvermögen bei Gaumenspaltenträgern

		Schwerhörigkeit leichte	mittelstark	hochgradig
Operierte Gaumenspalten	59			
einseitig reduziertes Hörvermögen	10	6	2	2
doppelseitig reduziertes Hörvermögen	23	20	2	1
normales Hörvermögen	26			
Nicht operierte Gaumenspalten	24			
einseitig reduziertes Hörvermögen	2	2	—	—
normales Hörvermögen	6			

Wir sehen also, daß ein großer Teil der Gaumenspaltträger hörgeschädigt bzw. ohrkrank ist. Diese prozentual sehr hohe Beteiligung fällt besonders dann auf, wenn man sich die Normalwerte vergegenwärtigt. Bei einer Untersuchung an beinahe 40 000 Kindern konnte *Heese* nicht einmal 2 % Ohrenkranke finden.

Tabelle 19

Übersicht über Hörminderung und krankhafte Ohrbefunde in der Normalbevölkerung (Heese)

Zahl der Schüler	39 553	100 %
ohrkrank gemeldet	725	1,8 %
durch Untersuchung gesicherter, krankhafter Ohrbefund	638	1,6 %

Die Ursache für diesen so hohen prozentualen Unterschied der Ohrerkrankungen zwischen Normalbevölkerung und Gaumenspaltträgern liegt großenteils in der Funktion des weichen Gaumens begründet. Da der Infektionsweg bei der Mittelohrentzündung fast ausschließlich über die Tuba Eustachii läuft, deren Verschluß und deren Öffnung aufs engste mit dem Schluckakt (also mit der Funktion der Velummuskulatur) verbunden ist, muß eine Gaumenspalte zu Tubenkatarrhen bzw. -verstopfungen disponieren. Es kommt also bei einer Gaumenspalte, bei der die Muskulatur des weichen Gaumens getrennt ist, zu einem unvollkommenen Schluckakt. Da dieser jedoch aufs engste mit der Öffnung und Schließung der Eustachischen Tube zusammenhängt (wir brauchen nur an das im Auto oder Flugzeug häufige Schlucken zu denken, das den Ohrendruck beseitigt), kommt es zu den häufigen Ohrenkomplikationen. Bei 77 Tubendurchblasungen fanden sich dementsprechend 43 Tuben als gut durchgängig, 11 schlecht und 23 nicht durchgängig. Dabei war es belanglos, ob die Gaumenspalte operiert worden war oder nicht. Bisher glaubten wir nämlich mit *Axhausen*, daß die Gefahr einer Mittelohrentzündung „mit der Zahl der Jahre, die vor der Plastik liegt", wächst. Aus diesem Grunde wurde von vielen Spaltchirurgen auch die Frühoperation empfohlen. *Lorenz* konnte nun an Hand seiner Untersuchungsreihe nachweisen, daß das Operationsalter relativ unwesentlich ist und daß viele Ohrerkrankungen schon sehr früh auftreten.

Tabelle 20

Zeitpunkt des erstmaligen Auftretens einer Mittelohrentzündung bei Gaumenspaltenträgern

Mittelohrentzündung im 1. Lebensjahr	7
2. „	9
3. „	5
4. „	5
5. „	5
6. „	1
7. „	3
13. „	1

Demgegenüber zeigt die folgende Tabelle, daß trotz verschiedenen Operationsalters eine relativ gleichbleibende Zahl von Ohrkomplikationen zu finden ist.

Tabelle 21

Operationstermine und Mittelohrentzündung

Operationsalter	Fälle	krankhafter Ohrbefund
vor dem 3. Lebensjahr	9	8
„ „ 4. „	10	7
„ „ 5. „	11	8
„ „ 6. „	2	1
„ „ 7. „	5	4

Trotz dieser durchaus nicht ermunternden Übersicht, die auch eine Prophylaxe durch frühzeitige Operation nicht bestätigt, sollte man sich doch darüber im klaren sein, daß es sich bei diesen Ohrerkrankungen um relativ geringe Schäden handelt. So konnten unter 83 Gaumenspalten beispielsweise nur 5 Fälle von hochgradiger Schwerhörigkeit gefunden werden. Erst wenn überhaupt keine Behandlung durchgeführt wird, kommt es zu schwerwiegenden Folgen, wie die 13 Gaumenspaltenträger älterer Jahrgänge zeigten, von denen sieben innenohrgeschädigt waren.

Nach Möglichkeit sollte das Spaltkind einem speziell interessierten Hals-, Nasen-Ohrenarzt vorgestellt werden, der eine frühzeitige, möglichst vor der Operation einzuleitende Behandlung durchführt.

Schon bei der Ernährung betonten wir das relativ häufige Auftreten von *Bronchitiden.* Im Gegensatz zu den Ohrkomplikationen hat aber hier schon die Lippenplastik einen günstigen Einfluß auf die Verhütung dieses Krankheitsbildes. Nach Rekonstruktion des Gaumengewölbes jedoch findet man keine großen Unterschiede im Auftreten des Krankheitsbildes im Verhältnis zur Normalbevölkerung.

Eine eigene, mit *Baumert* durchgeführte Untersuchungsreihe gibt noch einen *weiteren Überblick der bei Spaltträgern häufig auftretenden Erkrankungen.* Die Tatsache der überwiegend schlechten Zahnverhältnisse bei Spaltträgern ist bekannt. Infolge der häufig auftretenden Oberkieferwachstumshemmung kommt es zu einem Engstand der Zähne, der die Zahnfäule und viele damit verbundene Erkrankungen begünstigt. Da auch viele Zahnärzte verständliche Scheu vor der Behandlung der Spaltträger haben, finden wir also bei Spaltträgern im Verhältnis zur Normalbevölkerung erheblich mehr pulpentote Zähne, die ihrerseits zu weiteren Erkrankungen disponieren können. Diese sogenannten Herderkrankungen treten zweifellos in erhöhtem Maße bei den Spaltträgern auf. So konnten wir an Hand von Fragebogen, die von den behandelnden Zahnärzten bzw. Ärzten ausgefüllt wurden, und durch eigene Untersuchungen feststellen, daß beinahe ein Drittel der begutachteten 223 Patienten zu sogenannten Herderkrankungen disponieren. Interessant war die Feststellung, daß mit höherem Alter die Zahl der Krankheitskombinationen an verschiedenen Organen zunimmt. Im einzelnen fanden wir folgende Werte:

Tabelle 22

Dentogene Herdinfektion und ihre Folgezustände bei Spaltträgern
mit Übersicht der einzelnen Erkrankungen
(bei einzelnen Patienten kombiniertes Auftreten von Erkrankungen)

Patientenalter	bis 10 Jh.	bis 20 Jh.	bis 30 Jh.	bis 50 Jh.	Insgesamt
Fallzahl	116	50	41	16	223
Pulpentote Zähne, Granulome usw., „herdkranke" Zähne	18	25	22	13	78
Möglicherweise in Zusammenhang stehende Erkrankungen, „Herderkrankungen"	16	21	18	16	71
Ohne Befund	100	29	23	0	152
Herzschäden	2	7	9	11	29
Rheumatismus	1	1	6	8	25
Gelenkerkrankungen	—	2	3	2	7
Nervenschäden	1	1	4	4	10
Neuralgien	2	3	5	5	15
Tuberkulose	4	2	2	2	10
Mandelentzündungen	9	4	4	2	19
Mittelstande und hochgradige Schwerhörigkeit	8	5	4	8	25
Aufgefundene Leiden					131

Wir sehen also, daß bei den Erkrankungen prozentual die Normalwerte bei weitem überschritten werden. Es ist daher durchaus verständlich, daß verschiedene Wissenschaftler in früherer Zeit die prozentual gehäuften Sekundärerkrankungen bei Spaltträgern zum Anlaß nahmen, von einer gewissen Minderwertigkeit zu sprechen. Mit dieser Untersuchungsreihe konnten wir den Beweis erbringen, daß durch die Vernachlässigung des Zahnsystems Sekundärerkrankungen in erhöhtem Maße entstehen. Primär hat das mit der Spaltbildung nichts zu tun, doch disponieren alle Menschen mit erhöhtem Kariesbefall (durch Engstand der Zähne) mit einer Vielzahl von „toten" Zähnen, zu Herdinfektionen. Dementsprechend disponieren auch die Spaltträger zu vielen Sekundärerkrankungen.

Zur Frage der *Mandelentfernung* bei Spaltträgern stellen wir fest: Bei manchen Gaumenspaltträgern finden sich in erhöhtem Maße vergrößerte Mandeln. Es ist von verschiedenen Seiten darauf hingewiesen worden, daß zu große Mandeln den Ablauf einer Operation stören könnten und deshalb vor der Gaumenplastik entfernt werden sollten. Das ist in einzelnen Fällen richtig, doch ist zu bedenken, daß relativ große Mandeln oft wichtige Funktionen zum Verschluß zwischen Nasen- und Mundhöhle erfüllen, also die Sprache des Patienten verbessern. Unter Berücksichtigung dieser Tatsache sollte man mit der Mandelentfernung zurückhaltend sein und bei zu großen Mandeln evtl. nur eine Tonsille entfernen. Rücksprache mit einem Spezialisten ist empfehlenswert.

Zusammenfassend kann man also sagen, wir finden bei Spaltträgern eine erhöhte Krankheitsanfälligkeit. Meist werden diese Erkrankungen allein auf die Spaltbildung zurückgeführt; das ist jedoch nur bis zu einem gewissen Grade richtig. Viele Sekundärkrankheiten bei Spaltträgern lassen sich verhüten. Schon im Kapitel „Zahnärztliche Versorgung" wiesen wir darauf hin, daß gerade bei diesen Betroffenen das Zahnsystem besonders sorgfältig behandelt werden muß, und die einzelnen Zähne so lange wie möglich erhalten werden sollten. Andere medizinische Spezialfächer sind ebenfalls in der Lage, Schäden zu vermeiden, wenn sich der Patient nur frühzeitig in Behandlung begibt. Aus diesem Grunde hat *Rosenthal* die sogenannte „Nachgehende Spaltträgerfürsorge" ins Leben gerufen, deren Aufgabe im einzelnen noch erörtert wird. Kontakt zum Spezialarzt ist also die wichtigste und sicherste krankheitsverhütende Maßnahme.

XVI. Psychologie des Spaltträgers

Jeder körperliche Schaden löst psychische Hemmungen aus, die von der einzelnen Person ganz individuell ausgeglichen werden. Schon kleine kosmetische Mängel, beispielsweise eine ausgeprägte Stupsnase u. ä., genügen oft, um das Selbstbewußtsein der betroffenen Person erheblich zu beeinflussen. Um soviel eher ist es verständlich, daß wir bei Hasenscharten- oder Wolfsrachen-Patienten Minderwertigkeitskomplexe vorfinden. Erfahrungsgemäß ist aber die Ausbildung solcher Komplexe weitgehend durch die Umwelt bedingt. Es ist daher der Sinn dieses Kapitels, eine Übersicht der psychologischen Entwicklungsmöglichkeiten zu geben, und an Hand bestimmter seelischer Situationen den Eltern vorbeugende Maßnahmen zu empfehlen.

Jedes Elternpaar erschrickt, wenn ihm ein mißbildetes Kind geboren ist. Der Schreck wandelt sich aber glücklicherweise sehr schnell in Sorge. Damit treten die Eltern aus ihrer Passivität heraus und nehmen aktiv das Schicksal ihres noch unbewußt lebenden Kindes in die Hand.

Auch wenn die Eltern alle in diesem Büchlein gegebenen Ratschläge befolgen — also rechtzeitig einen Spezialisten aufsuchen, das Kind termin- und fachgemäß versorgen lassen — ist noch lange nicht gesagt, daß das Kind frei vom Komplexen aufwachsen wird. *Den entscheidenden Einfluß auf die seelische Entwicklung des Kindes vermitteln allein die Eltern in den ersten 6 Lebensjahren.* Es gibt Eltern, die — von Sorge umgeben — alles nur Mögliche tun, um dem Kind jegliche Schwierigkeiten aus dem Wege zu räumen. Sie bedauern ihr „armes Kind“, daß vom Schicksal „verfolgt“ ist und hoffen durch übergroße Liebe dem Kind gerecht zu werden. Dieses Verhalten nützt dem Kinde gar nicht. Gerade die Spaltträger-Eltern müssen ihre Kinder *so bewußt wie möglich erziehen.* Alle ihre Maßnahmen sollen auf die Zukunft ausgerichtet sein, und in der Zukunft muß das Spaltträgerkind allein mit dem Leben fertig werden. Nur wenn die Eltern in der Lage sind, dem Kind seinen Zustand als etwas Selbstverständliches klarzumachen, als etwas, mit dem man fertig werden kann und muß, nur dann wird unter der Anwendung verschiedener Maßnahmen das Kind diesen anfänglich immer auftretenden Schock des „Anderssein“ überwinden.

Wir haben viele Spaltträger bei Spätkontrollen kennengelernt, die von ihrem Zustand, also von der Mißbildung erst im Alter von etwa 14 bis 15 Jahren erfahren haben. Manche Eltern haben bei isolierten Gaumenspalten dem Kind absolut verschwiegen, daß es einen Wolfsrachen hatte; durchgeführte Lippenplastiken wurden als frühkindliche Unfallverletzungen ausgegeben. Das wird natürlich nicht immer möglich sein, hauptsächlich dann nicht, wenn sich stärkere funktionelle Störungen bemerkbar machen. Es gibt aber eine Reihe von Möglichkeiten, die den Spaltträger in Kenntnis seiner

Lage das psychische Trauma weitgehend überwinden lassen. Im einzelnen werden diese Möglichkeiten noch besprochen.

Die Mehrzahl der Spaltträger macht aber die bisher immer als schicksalshaft hingenommene psychische Entwicklung durch, die zu schwerer seelischer Erschütterung führen kann. Von der Pflege und oft übertriebenen Liebe der Mutter umhegt, kommen die Kinder nach dem Bewußtwerden des eigenen Ichs im Alter von etwa 3 bis 4 Jahren, oft noch mit gestörter Sprache, mit ihren Spielkameraden zusammen. Bekanntlich gleichen normale, gesunde Kleinkinder jungen Raubtieren, die nun rücksichtslos die Schwäche des anderen aufdecken, ihn hänseln, nachäffen, so daß das Spaltkind häufig weinend bei der Mutter Schutz sucht. Das Kind ist durch diese Erlebnisse verschüchtert und meidet von nun an ängstlich den Umgang mit anderen Kindern. In diesem Alter hat sich also oftmals schon die Umwandlung in den seelisch gehemmten Menschen vollzogen, denn diese Kindheitserlebnisse lassen sich schwer verdrängen.

Sie finden häufig ihre Fortsetzung in der Schule, die sie aus den erwähnten Gründen schon äußerst ungern besuchen. Sie müssen aber in die Schule und müssen Rede und Antwort stehen, müssen nicht nur das Gehänsel der Mitschüler einstecken, sondern oftmals vor der ganzen Klasse Tadel und Rügen wegen schlechter Aussprache hinnehmen. Dazu kommen in verschiedenen Fällen noch Schimpfworte, Sentenzen, die, auf dem mittelalterlichen Aberglauben aufbauend, den körperlich Mißbildeten als einen Minderwertigen ansehen. Dem Kind ist also der Schulbesuch ein wahres Spießrutenlaufen, und wieder flüchtet es in den Schutz der einzig verstehenden, nur Liebe spendenden Mutter. Hier kann das Kind ruhig schlecht sprechen; die Mutter versteht es ja doch.

Aus dieser Situation entwickelt sich bei vielen Spaltkindern nun eine Trotzreaktion, die sich in Form eines Hasses auf die Schule äußert. Wenn hier Lehrer und Pädagogen nicht verständnisvoll eingreifen, kommt es zu Kurzschlußreaktionen des leidenden Kindes, die sich besonders in Form von schlechten Leistungen auswirken. „Nur nicht lernen! Wenn Du sitzen bleibst, bist Du diese Klasse los, und wenn Du zweimal sitzen bleibst, bist Du vielleicht der Stärkste in der nächsten Klasse!" Das sind die typischen Hoffnungen dieser unverstandenen Spaltkinder. Sie überblicken natürlich die Folgen nicht; denn welcher Lehrer beschäftigt sich denn gern mit einem mißbildeten zweimaligen Sitzenbleiber, der außerdem — vielleicht aus Notwehr — die anderen, schwächeren Klassenkameraden terrorisiert? Also wird sich der Lehrer nun auch gegen den Spaltträger wenden, und der Erfolg ist ein Durchzwängen in der Schule und oftmals ein Abgang aus der vorletzten Klasse.

Wenn das Kind nun glaubt, seinen Leidensweg zu Ende gegangen zu sein, so irrt es sich wiederum. Ohne die vorausdenkende Hilfe der Eltern, die heute gut beraten werden, ist das Kind wiederum schwersten seelischen Kämpfen ausgesetzt. Auf der Suche nach einem Lehrverhältnis wird das Kind nicht nur einmal, sondern immer wieder erleben, daß der Lehrherr auf Grund der schlechten schulischen Leistungen und der inzwischen entdeckten Mißbildung eine Absage erteilt. Das liegt auch manchmal am Verhalten des Kindes, das seelisch gehemmt, verschlossen und mißtrauisch geworden ist und dem Meister nicht so begegnet, wie er es sich wünscht. Das seelische Martyrium dauert meistens so lange, bis der betroffene eine Arbeit gefunden hat, die ihn ausfüllt und in der er etwas zu leisten in der Lage ist. Der klägliche Rest von Selbstbewußtsein, der sich nun entfaltet, ist aber nicht imstande, diese Kindheits- und Jugenderlebnisse zu löschen. Erst bei einem verständnisvollen Partner, der die Leistungen würdigt und an den Spaltträger glaubt, wird er Ruhe und Muße finden und oftmals durch überdurchschnittliche Leistungen zeigen, daß er keineswegs „minderwertig“ ist.

Diesen psychischen Entwicklungsgang machen heute glücklicherweise nur wenige Spaltträger durch, weil die Mehrzahl dieser Kinder von weitblickenden Eltern erzogen und geleitet worden ist. Wir wissen auf Grund unserer Erfahrungen, daß das Vorschulalter für die geistige und körperliche Entwicklung des Spaltkindes entscheidend ist. Wir sollten uns dabei vergegenwärtigen, daß sich eine geistige Entwicklung bei Kindern erst im Alter von zweieinhalb Jahren abzuzeichnen beginnt. Die Eltern müssen also in den dreieinhalb Jahren, die dem Kind bis zum Schuleintritt bleiben, alle Möglichkeiten nutzen, um sein seelisches Gleichgewicht zu erhalten. Abgesehen von den Elternpaaren, die dem Kind die Mißbildungen einfach verschweigen, muß hier betont werden, daß nur eine relativ strenge, aber gerechte Erziehung in der Lage ist, das Kind vor einer allzu schweren seelischen Belastung zu bewahren. Jede verzärtelnde Liebe wirkt sich negativ aus. Die Eltern *müssen* sich von vornherein darüber *im klaren sein, daß das Leben ihres Kindes viel schwerer sein wird als das Leben normaler Kinder.* Das Spaltkind muß also von Anfang an eher abgehärtet als zu sehr geschont werden.

Dabei sollten die Eltern nach Möglichkeit alles im voraus bedenken. Unbedingt notwendig ist der Kontakt mit einem Spezialisten, der die Eltern in allen Fragen berät, der nach dem Zustand des Kindes Operationstermine bestimmt und die Voraussetzung schafft, daß das Kind unauffällig durch das Leben gehen kann. Solange die Sprachentwicklung nachhinkt, sollte der Umgang mit fremden Kindern gemieden werden, auch wenn das oft schwer durchführbar ist. Kommt es aber bei noch gestörter Sprache zum Umgang mit anderen Kindern, so muß dem Kind bis dahin klar sein, daß es nicht in den Schoß der Mutter fliehen kann, sondern daß es bestehen muß. Aus diesem Grunde raten wir allen Eltern, dem Spaltträgerkind so früh wie möglich Box- oder Ringunterricht geben zu lassen, so daß von vornherein und unabhängig von der Muskelstärke das körperliche Übergewicht beim Spaltkind liegt.

Am günstigsten ist (nach Absolvierung der Lippen- und Gaumenplastik sowie des Sprechunterrichts) der verständnisvolle Umgang mit Erwachsenen bzw. älteren und vernünftigen Kindern, die das Kind zu einem intensiven Körpertraining anleiten. Die Eltern sollten neben dem Boxunterricht alle nur möglichen Sportarten mit dem Kind betreiben, damit es nach erfolgreich beendetem Sprechunterricht — schon vorbereitet von den Eltern — jederzeit anderen Kindern selbstbewußt begegnen kann. Kommt es nun zu einer Hänselei, wird der andere sehr schnell den kürzeren ziehen. Die Kinder werden Achtung vor dem mißbildeten Kind bekommen, und wir haben kurioserweise von einzelnen Elternpaaren gehört, daß die durchtrainierten und sportlich gewandten Spaltkinder Vorbilder ihrer Kameraden wurden, ja daß andere Kinder die Kraft und Geschicklichkeit ihrer Kameraden auf deren Hasenscharte zurückführten und sich selbst eine wünschten (!).

Ist unter diesen Voraussetzungen das Vorschulalter vorübergegangen, wird man aus den eben genannten Gründen ohne Besorgnis dem Zeitpunkt der Einschulung entgegensehen können. Der Zeitpunkt der Einschulung sollte ausführlich mit dem beratenden Arzt besprochen werden. Er kann am besten beurteilen, ob der körperliche und geistige Zustand des kleinen Patienten den schulischen und seelischen Belastungen gewachsen ist. Im allgemeinen empfehlen wir, das Kind ein Jahr zurückstellen zu lassen — nur körperlich und geistig sehr gut entwickelte Kinder schicken wir mit 6 Jahren in die Schule — damit das Spaltkind von vornherein einen Vorsprung gegenüber den anderen Schulkindern hat. Das Lernen fällt ihm dann leichter, so daß das Kind oftmals zu den besten Schülern gehört und deshalb gern zur Schule geht. Lernt aber ein Kind gut, wird es der Lehrer — insbesondere wenn es mißbildet ist — gern fördern. Diese Kinder werden dann meistens die Oberschule besuchen und später studieren können, da bei wirtschaftlichen Schwierigkeiten heute genügend Freistellen und Stipendien vorhanden sind. (Vgl. Anhang: Ausführungen über das Neue Deutsche Körperbehindertengesetz S. 125.)

Sonderschulbesuch sollte immer erst mit dem beratenden Arzt besprochen werden. Zweifellos gibt es ausgezeichnete Sprachheilschulen und -oberschulen, deren Besuch aber aus psychischen Gründen nur dann zu empfehlen ist, wenn sich wirklich noch schwerwiegende Sprachfehler finden. Eine weitere körperliche Betätigung ist dringend zu empfehlen.

Um zu zeigen, wie einseitig, ja mit einer gewissen Unwissenheiten solche Kinder bzw. ihre Eltern von Psychiatern und Psychologen beraten werden, möchten wir ein kurzes Beispiel anführen. Bei einem Gespräch mit einem bekannten Turnierreiter, dessen jüngstes Kind eine doppelseitige Lippen-Kiefer-Gaumenspalte aufwies, fragte ich, warum ich seine Jüngste noch niemals habe reiten sehen. Erstaunt blickte mich der Vater an, und verwundert über „meine Unwissenheit" erklärte er mir, der Psychiater der das Kind betreue, habe dringend vom Reitsport abgeraten, da durch einen möglichen Sturz die Lippen- und Kieferform sich verändern könne. Abgesehen davon, daß das im Hinblick auf Lippen- und Gaumenplastik unmöglich ist, wird man verstehen, welche seelische Belastung diese vom Psychiater verordnete Maßnahme bei dem Kinde auslöste. Es soll also ausdrücklich nochmals darauf hingewiesen werden, daß jede Art von Sport geeignet ist, das Selbstbewußtsein der kleinen Patienten zu fördern, und daß es daher ein Anliegen jedes Spezialisten sein sollte, die Eltern darauf aufmerksam zu machen.

Naturgemäß ist auch bei der Berufswahl mit den Entwicklungsmöglichkeiten des Kindes zu rechnen. Es gilt eine Tätigkeit zu finden, die Freude macht und ausfüllt und den gegebenen Fähigkeiten gerecht wird. Nur in einem Beruf, in dem der Spaltträger etwas leistet, wird er seine Minderwertigkeitskomplexe völlig ausgleichen und sich im täglichen Lebenskampf zurechtfinden. Sind die Voraussetzungen dafür gegeben, so sollte unbedingt zu einem wissenschaftlichen Studium geraten werden. Gerade die Naturwissenschaften, wie Physik und Chemie, eröffnen dem Spaltträger große Möglichkeiten. Ist dagegen aus wirtschaftlichen oder anderen Gründen ein Hochschulstudium nicht möglich, so sind Lehrverhältnisse anzustreben, bei denen die Möglichkeit einer Weiterbildung und Aufwärtsentwicklung besteht. Wir denken da beispielsweise an das Schlosser- bzw. Maurerhandwerk, aus dem nach entsprechender Fortbildung nicht wenige Ingenieure und Architekten hervorgegangen sind. Auf jeden Fall ist ein Facharbeiterverhältnis anzustreben. Behördentätigkeit mit Publikumsverkehr, Verkäufer, Kellner und ähnliche Berufe, die eine gewisse Zurschaustellung und Redegewandtheit erfordern, sind nicht empfehlenswert. Spaltträgern mit kombinierten anderen Mißbildungen bzw. solchen, deren Sprechvermögen infolge geistigen Zurückbleibens und anderer Ursachen eingeschränkt ist, kann nur zu Berufen geraten werden, die keine besonderen geistigen Fähigkeiten voraussetzen, da es mehr auf körperliche Leistungen ankommt. Die Landesarbeitsämter beraten die Probanden bzw. die Eltern sehr gern — ja durch das neue Körperbehindertengesetz sind sie zu einer speziellen Berufsberatung verpflichtet.

Es kommt also darauf an, einen Beruf zu wählen, in dem der Spaltträger es voraussichtlich zu einer gewissen Überlegenheit bringt, durch die er seinen körperlichen Fehler ausgleicht.

Zur Frage der Ehe bei Spaltträgern vertreten wir den Standpunkt, daß die Ehe mit einem verständnisvollen, körperlich völlig normalen Partner nur zu empfehlen ist. Gerade die sichere Geborgenheit einer angenehmen Häuslichkeit wird den Spaltträger zu weiteren Leistungen veranlassen und sein Selbstbewußtsein stärken. Obwohl wir die Frage der Erblichkeit bei Hasenscharten und Wolfsrachen eingehend dargelegt haben und sie nur bedingt anerkennen, ist bei dem rezessiven Erbgang, der ja Generationen überspringen kann und keine starke Durchschlagskraft hat, jede Nachkommenschaft mit einem gewissen Risiko verbunden. Wenn auch in der Mehrzahl der Fälle bei spaltnegativer Vorgeschichte und der Ehe mit einem völlig gesunden Partner gesunde Kinder geboren werden, so ist doch die Möglichkeit einer Mißbildung nicht völlig ausgeschlossen. In solchen Fällen sollten Frauen im zweiten bis dritten Schwangerschaftsmonat ihren behandelnden Spezialisten aufsuchen und sich beraten lassen. Eine sichere Prophylaxe gibt es bis heute nicht, doch werden zur Zeit Untersuchungen durchgeführt, bei denen zur Mißbildungsprophylaxe Vitamingaben (Kombinationen von Vitamin A + E) und sauerstoffaktivierende Medikamente verabreicht werden.

Absolut abzulehnen ist die Fortpflanzungsabsicht bei einer Ehe, in der beide Partner Spaltträger bzw. solche Fälle in beiden Familien bekannt sind. Hier ist nach unseren Erfahrungen mit an Sicherheit grenzender Wahrscheinlichkeit mit einem mißbildeten Kind zu rechnen.

XVII. Nachgehende Spaltträgerfürsorge

Unter der „Nachgehenden Spaltträgerfürsorge“, die insbesondere von der Thallwitzer- und Berliner Schule ins Leben gerufen wurde, verstehen wir, wie bereits angedeutet, den engen Kontakt zwischen Spaltträger und Spezialisten. Nur die Zusammenarbeit zwischen Eltern, Kind und Arzt ermöglicht das Ziel jeder Wolfsrachen- und Hasenschartenversorgung, nämlich die unauffällige Eingliederung des völlig konkurrenzfähigen Spaltträgers in die menschliche Gesellschaft.

Sowie ein Kind mit einer Hasenscharte oder einem Wolfsrachen geboren ist, sollten die Eltern nach Überwindung ihres anfänglichen Schreckmomentes Verbindung zu einem bekannten Spezialisten suchen. In den meisten Fällen wird das über die örtlichen Beratungsstellen für Körperbehinderte, über die Entbindungsanstalten und Frauenkliniken möglich sein, so daß das betreffende Kind im Alter von etwa 2 Monaten dem Fachchirurgen vorgestellt werden kann. Diese erste Vorstellung soll die Eltern über den weiteren Verlauf aufklären, soll ihnen einen möglichst engen Kontakt zum Arzt ermöglichen, der seinerseits das Kind in seine Kartei der „Nachgehenden Spaltträgerfürsorge“ aufnimmt. Je nach Art der Lippen- oder Gaumenspaltung kann den Eltern ein ungefährer Vorausblick gegeben werden, so daß sich die Eltern, wie im vorigen Kapitel beschrieben, auf eine sehr bewußte Erziehung ihres Kindes einstellen. Der beigefügte Plan (Tab. 23) gibt eine zusammengefaßte Übersicht, welche Stationen beispielsweise ein Kind mit einer einseitigen Lippen-Kiefer-Gaumenspalte durchlaufen muß.

Nach der Lippenplastik muß die Kieferentwicklung kontrolliert und der entsprechende Termin für die Gaumenplastik festgelegt werden. Vor der Gaumenplastik sollten die Eltern einen vom Fachchirurgen empfohlenen Ohrenarzt aufsuchen, der einen genauen Befund in bezug auf die leicht auftretende Mittelohrentzündung aufnimmt und entsprechende Behandlungsvorschläge macht.

Die Lippen- sowie die Gaumenplastik sind für die heutigen Verhältnisse (moderne Narkose, Chemotherapie und Antibiotika) praktisch ungefährlich. Wie bei allen operativen Eingriffen, ist aber ein gewisses Risiko immer vorhanden, doch ist die Sterblichkeit als Folge der Operation außerordentlich gering. Die Operation wird meistens gut überstanden und ein vorübergehender Gewichtsverlust wird durch die nun rasch einsetzende bessere Entwicklungsmöglichkeit schnell ausgeglichen.

Nach der Gaumenplastik bleibt das Kind in chirurgischer und kieferorthopädischer Kontrolle und wird nun etwa ein Vierteljahr nach der Operation dem Sprachheiltherapeuten vorgestellt, der den Beginn des Sprechunterrichts individuell festlegt. Zu

Tabelle 23

Schematische Übersicht zur Versorgung einer einseitigen Lippen-Kiefer-Gaumenspalte

Alter	Fachchirurg. Behandlung	Zahnärztl. kieferorth. Behandlung	Sprachheil-behandlung	Ohrenärztl. Behandlung	Sonstiges
1. Lebenshalbjahr	***1. Vorstellung***			***1. Vorstellung***	
2. Lebenshalbjahr	***Lippenplastik***	***1. Vorstellung***			
3. Lebenshalbjahr	Kontrolle	Kontrolle		Kontrolle	
4. Lebenshalbjahr	Kontrolle	Kontrolle		Kontrolle	
5. Lebenshalbjahr	Kontrolle	Kontrolle			
bis 6. Lebenshalbjahr	***Gaumenplastik***	Kontrolle	***1. Vorstellung***		
4. Lebensjahr	Kontrolle	Kontrolle ***evtl. Behandlung***	***Sprechunterricht***		***Box- und Ringunterricht***
5. Lebensjahr	Kontrolle	Kontrolle ***evtl. Behandlung***	***Sprechunterricht***	Kontrolle ***evtl. Behandl.***	***Box- und Ringunterricht***
6. Lebensjahr	Kontrolle ***evtl. Korrektur***	Kontrolle	***Sprechunterricht***		***Box- und Ringunterricht***
7. Lebensjahr	Kontrolle	Kontrolle	Kontrolle		***Einschulung***
8. Lebensjahr	Kontrolle	Kontrolle	Kontrolle		***Sport in jeder Form***
9. Lebensjahr	Kontrolle	*Behandlung*	Kontrolle ***evtl. Wiederholung***		***Sport in jeder Form***
10. Lebensjahr	Kontrolle	*Behandlung*	Kontrolle		***Sport in jeder Form***
11. Lebensjahr	Kontrolle	*Behandlung*	Kontrolle		***Sport in jeder Form***
12. Lebensjahr	Kontrolle	Kontrolle	Kontrolle		***Sport in jeder Form***
13. Lebensjahr	Kontrolle	Kontrolle	Kontrolle		***Sport in jeder Form***
14. Lebensjahr	Kontrolle	Kontrolle	Kontrolle	Kontrolle	***Sport in jeder Form***
15. Lebensjahr	***Kosmet. Korr. Plastik***	***Endgültige zahnärztl. Versorgung***	Kontrolle		***Lehre oder Oberschule***
16. Lebensjahr	***Abschluß-Kontrolle***				

gleicher Zeit soll mit der körperlichen Ertüchtigung, am besten in Form eines Box- oder Ringunterrichts begonnen werden. Auch eine weitere Vorstellung beim Ohrenarzt ist nach der Gaumenplastik empfehlenswert. Prinzipiell muß das Kind aber weiterhin engen Kontakt zu dem Fachchirurgen halten (am günstigsten sind vierteljährliche Vorstellungen). Dieser gibt nun weitere Ratschläge, die sich auch im Hinblick auf die Einschulung bewähren. Das Schema verdeutlicht weiterhin, daß die endgültige kieferorthopädische Behandlung nach Möglichkeit mit dem 12. Lebenjahr abgeschlossen sein sollte. Die Versorgung der Hasenscharten und Wolfsrachen wird durch zahnärztliche Maßnahmen und abschließende kosmetische Gesichtskorrekturen im Alter von 14 bis 16 Jahren beendet.

Ist das Spaltkind nach diesem Schema versorgt worden, wird es zweifellos ein Leben beginnen können, das dem anderer Menschen nicht nachsteht. Vornehmste Aufgabe der Eltern ist es also, gemeinsam mit Ärzten und Erziehern alle Kräfte einzusetzen, um Kinder mit Hasenscharten und Wolfsrachen sowohl geistig als auch körperlich besonders zu fördern und ihnen dadurch alle Lebensmöglichkeiten zu erschließen.

XVIII. Spezialkliniken in deutschsprachigen Gebieten

Diese Angaben erheben keineswegs Anspruch auf Vollständigkeit. Durch den Ausbau vieler Abteilungen für Kiefer- und Gesichtschirurgie an den Universitätskliniken für Zahn-, Mund- und Kieferheilkunde ist mit einem weiteren Anwachsen von Spezialabteilungen zur Versorgung von Lippen-Kiefer-Gaumenspalten zu rechnen.

Berlin:	Abteilung für Kiefer- und Gesichtschirurgie im Rudolf-Virchow-Krankenhaus
	Universitätspoliklinik für Zahn-, Mund- und Kieferkrankheiten der Freien Universität
	Universitätsklinik für Kiefer- und Gesichtschirurgie der Charité
Bochum:	Chirurg. Klinik der Städt. Krankenanstalt
Bonn:	Universitätsklinik für Zahn-, Mund- und Kieferheilkunde
Bremen:	Kieferklinik in den Städt. Krankenanstalten
Dortmund:	Chirurgische Klinik der Städt. Krankenanstalten
	Abteilung für Kiefer-Gesichtschirurgie am Hüttenhospital
Düsseldorf:	Westdeutsche Kieferklinik, Düsseldorf
Göttingen:	Chirurgische Universitätsklinik
Graz:	Universitäts-Zahn- und Kieferklinik
Halle:	Universitätsklinik für Zahn-, Mund- und Kieferkrankheiten
Hamburg:	Nordwestdeutsche Kieferklinik im Universitäts-Krankenhaus Eppendorf
Heidelberg:	Universitätsklinik für Zahn-, Mund- und Kieferkrankheiten
Kiel:	Universitätsklinik für Zahn-, Mund- und Kieferkrankheiten
Köln:	Universitätsklinik für Haut- und Geschlechtskrankheiten (Chir. Abt.)
Mainz:	Universitätsklinik für Zahn-, Mund- und Kieferkrankheiten
Marburg:	Klinik Prof. Dr Schweckendiek
Mönchen-Gladbach:	Praxis Dr. Dr. Eckstein
München:	Universitätsklinik für Kinderchirurgie
	Chirurgisches Krankenhaus München-Nord
	Chirurgische Poliklinik der Universität München
	Universitätsklinik für Zahn-, Mund und Kieferkrankheiten

Münster:	Universitätsklinik für Zahn-, Mund- und Kieferkrankheiten
	Abteilung für Kiefer-Gesichtschirurgie der Raphaelsklinik
Regensburg:	Abteilung für Kiefer-Gesichtschirurgie Städt. Krankenanstalten
Rostock:	Universitätsklinik für Zahn-, Mund- und Kieferkrankheiten
Stuttgart:	Abteilung für Kiefer-Gesichtschirurgie Marienhospital
Thallwitz b. Leipzig:	Klinik für plastische- und Wiederherstellungschirurgie
Wien:	Kieferstation der Chirurgischen Universitätsklinik
Würzburg:	Universitätsklinik für Zahn-, Mund- und Kieferkrankheiten
Zürich:	Universitäts-Kinderklinik Zürich
	Universitätsklinik für Zahn-, Mund- und Kieferkrankheiten

ANHANG

Das Körperbehindertengesetz und Ausschnitte aus dem Kommentar von Dr. F. Luber, Landessozialgerichtsrat)*

Einführung

1. Geschichtlicher Überblick über die Körperbehindertenfürsorge in Deutschland

Jahrhundertelang war der Körperbehinderte (bis vor kurzem noch als Krüppel bezeichnet), ein bedauernswertes, zum Teil verachtetes, von der menschlichen Gesellschaft ausgestoßenes Geschöpf. Sein Los war es, meist von der Mildtätigkeit seiner Mitmenschen als Bettler oder gar Spaßmacher (Hofzwerg, Tanzkrüppel) zu leben. Niemand erblickte in Deutschland in der Fürsorge für den Körperbehinderten ein soziologisches Problem, bis 1816 der Würzburger Instrumentenmacher *Johann Georg Heine* die erste orthopädische Heilanstalt für Gelähmte und Amputierte gründete. Ihm folgte im Jahre 1832 in München der königlich bayerische Konservator *Johann Nepomuk Edler von Kurz,* welcher die „Technische Industrieanstalt für krüppelhafte Kinder" ins Leben rief, die kurz darauf in „Handwerkerschule für krüppelhafte Kinder" umbenannt, 1844 verstaatlicht wurde und heute noch als staatliche Landesanstalt für krüppelhafte Kinder in München-Harlaching fortbesteht. Sie stellte nicht mehr lediglich ein Asyl oder Siechenheim dar, sondern kam dem heutigen Ziel der Eingliederung des Körperbehinderten in das Erwerbsleben bereits sehr nahe, indem sie für Unterricht und gewerbliche Ausbildung des Körperbehinderten sorgte. In den folgenden Jahren wurden noch einige Krüppelheime, und zwar lediglich im Süden Deutschlands, gegründet, darunter erstmals auch ein ärztlich geleitetes Dann geschah auf diesem Gebiet verhältnismäßig lange nichts. Im Jahre 1886 gliederte Pastor *Hoppe* dem Oberlinhaus in Nowawes bei Berlin ein Krüppelheim mit Heil-, Erziehungs- und Pflegeanstalt an, was die Schaffung weiterer derartiger Heime durch die Innere Mission in Norddeutschland nach sich zog. Die St.-Josefs-Gesellschaft in Bigge (Ruhr), gegründet von Rektor *Sommer* 1904, sah ihre Aufgabe in der Errichtung katholischer Krüppelheime.

Die erstmals im Jahre 1906 durchgeführte amtliche Zählung der jugendlichen Körperbehinderten in Deutschland ergab die bestürzende Zahl von fast 98 000, davon über 48 000 heimbedürftig. Auf Grund dieses aufrüttelnden statistischen Ergebnisses wurden zahlreiche neue Heime, meist unter ärztlicher Leitung, ins Leben gerufen. 1909 erfolgte die Gründung der überkonfessionellen — Deutschen Vereinigung für Krüppelfürsorge, welche heute noch als Deutsche Vereinigung zur Förderung der Körperbehindertenfürsorge e. V.[1]) besteht, deren Wirken auf das Wohl der Körperbehinderten und die Zusammenarbeit mit allen mit der Körperbehindertenfürsorge befaßten Personen und Stellen gerichtet ist[2]). Ihr Organ war damals die Zeitschrift für Krüppelfürsorge, heute ist es das seit 1951 jährlich erscheinende Jahrbuch der Fürsorge für Körperbehinderte[3]). Im Auftrag dieser Vereinigung gab Dr. *Konrad Biesalski*

*) Mit freundlicher Genehmigung des Verlages R. S. Schulz, München.

[1]) Bis 1958 hieß der Verein „Deutsche Vereinigung zur Bekämpfung des Krüppeltums".

[2]) Die Satzung der Vereinigung und ein Verzeichnis ihrer Mitglieder ist im Jahrb. 1955 auf Seite 129 ff. veröffentlicht; Geschäftsstelle der Vereinigung: Orthopädische Anstalt der Universität Heidelberg, Heidelberg-Schlierbach, Wielandheim.

[3]) Zu beziehen durch: Georg Thieme Verlag, Stuttgart-N, Herdweg 63.

1911 einen umfassenden, reich illustrierten und gemeinverständlich dargestellten „Leitfaden für Krüppelfürsorge" heraus, der 1926 seine 3. Auflage erlebte und als „Grundriß der Krüppelfürsorge" erschien[4]). Während des ersten Weltkrieges konnten die in Friedenszeiten bei der zivilen Körperbehindertenfürsorge in medizinischer und sozialer (berufsfürsorgerischer) Hinsicht gewonnenen Erfahrungen bei der Behandlung der Kriegsversehrten nutzbringend angewendet werden.

Die Errichtung der bislang bestehenden Heime für Körperbehinderte ging allein auf private bzw. kirchliche Initiative zurück. Deshalb war es ein Meilenstein in der Entwicklung der Körperbehindertenfürsorge, als im Jahre 1920 mit dem Erlaß des Preußischen Krüppelfürsorgegesetzes[5]) sich der Staat (Land Preußen) der umfassenden Betreuung der Körperbehinderten annahm. Als Pflichtaufgabe der öffentlichen Fürsorge — bei Vorliegen der fürsorgerechtlichen Hilfsbedürftigkeit — wurde erstmals neben der Sorge für Bewahrung, Kur und Pflege bei jugendlichen Körperbehinderten (unter 18 Jahren) die Erwerbsbefähigung im Gesetz verankert. Die Bestimmung einer Anzeigepflicht an das Jugendamt für Ärzte, Hebammen, Lehr-, Krankenpflege- und Fürsorgepersonen bei jugendlichen Körperbehinderten bzw. von einer Körperbehinderung Bedrohten (bei Verletzung dieser Anzeigepflicht Strafandrohung) sollte die frühzeitige und weitgehende Erfassung der Körperbehinderten gewährleisten. Die Verordnung über die Fürsorgepflicht, erlassen im Jahre 1924[5a]), übernahm zum Teil die Gedanken des Preußischen Krüppelfürsorgegesetzes (Erwerbsbefähigung) als Reichsrecht. Die übrigen Länder haben teilweise dem Preußischen Krüppelfürsorgegesetz ähnliche Sonderbestimmungen erlassen bzw. die Körperbehindertenfürsorge in den landesrechtlichen Ausführungsbestimmungen zur RFV näher geregelt.

Unter der nationalsozialistischen Herrschaft konnte — auch gegen seinen Willen — unfruchtbar gemacht (sterilisiert) werden, wer an schwerer erblicher körperlicher Mißbildung litt (die als Erbkrankheit im Sinne des Gesetzes zur Verhütung erbkranken Nachwuchses vom 14. 7. 1933[6]) galt), wenn nach den Erfahrungen der ärztlichen Wissenschaft mit großer Wahrscheinlichkeit zu erwarten war, daß die Nachkommen an schweren körperlichen Erbschäden leiden werden (§ 1 Abs. 2 Ziffer 8 des Gesetzes vom 14. 7. 1933). In derartigen Fällen bestand ferner ein Eheverbot (§ 1 Abs. 1 Buchstabe d) des Gesetzes zum Schutze der Erbgesundheit des deutschen Volkes vom 18. 10. 1935)[7]).

Bei der Betrachtung der historischen Entwicklung der Körperbehindertenfürsorge soll nicht versäumt werden, abschließend darauf hinzuweisen, daß sie sehr eng mit der Geschichte der deutschen Orthopädie verknüpft ist und daß beide gegenseitig aufeinander befruchtend gewirkt haben.

2. Zur Entstehung des Körperbehindertengesetzes

Am 4. 4. 1951 beschloß der 1. Deutsche Bundestag, die Bundesregierung zu ersuchen, dem Bundestag baldmöglichst ein Krüppelfürsorgegesetz, entsprechend dem Antrag der Fraktion der SPD, vorzulegen[8]). Der von der Bundesregierung verfaßte Entwurf eines Gesetzes über die Fürsorge für Körperbehinderte und von einer Körperbehinderung bedrohte Personen vom 11. 7. 1955[9]) wurde in erster Lesung am 13. 7. 1955 im Plenum des Bundestages behandelt und ohne Begründung und Debatte dem Ausschuß für Fragen der öffentlichen Fürsorge (13. Ausschuß) federführend und dem Ausschuß für Fragen des Gesundheitswesens (14. Ausschuß) mitberatend überwiesen[10]). Die zweite und dritte Beratung des Gesetzentwurfs er-

[4]) Verlag von Leopold Voß, Leipzig.

[5]) Preuß. KFG.

[5a]) RFV; vgl. auch RGr § 6.

[6]) RGBl. I S. 529.

[7]) RGBl. I S. 1246 (Ehegesundheitsgesetz).

[8]) 129. Sitzungsbericht S. 4944.

[9]) Bundestagsdrucksache Nr. 1594.

[10]) Schriftlicher Bericht des 13. Ausschusses vom 19. 11. 1956, Bundestagsdrucksache Nr. 2885.

folgte im Bundestag am 6. 12. 1956[11]), wobei die im Regierungsentwurf vorgesehene generelle Meldepflicht erheblich eingeschränkt und stationäres und ambulantes Heilverfahren nicht, wie im Regierungsentwurf ursprünglich vorgesehen, unterschiedlich behandelt wurden. Am 27. 2. 1957 wurde das Körperbehindertengesetz dann in seiner endgültigen Fassung verkündet, nachdem insbesondere wegen der Mitsprache des Fürsorgeverbandes bei der Aufstellung des Heil- und Eingliederungsplanes von seiten des Bundesrates der Vermittlungsausschuß mit Erfolg angerufen worden war[12]).

3. Zum Inhalt des Körperbehindertengesetzes

Das Körperbehindertengesetz schafft Rechtseinheit auf dem fürsorgerechtlichen Sondergebiet der Körperbehindertenfürsorge. Es baut zwar auf dem Preußischen Krüppelfürsorgegesetz von 1920 auf, bringt aber einschneidende Verbesserungen und enthält materielle wie verfahrensrechtliche Vorschriften.

Hervorzuheben sind folgende Punkte[13]):

1. Der unter das Gesetz fallende Personenkreis wird durch die Festlegung medizinischer Merkmale klar umrissen. Neben den bisherigen Krüppelleiden wurden Hörstumme und Seelentaube zusätzlich aufgenommen. Die Kriegs- und Unfallgeschädigten wurden ausgenommen (§ 1).

2. Eine — abgeschwächte — Meldepflicht für Medizinal-, Lehr- und Fürsorgepersonen an das Gesundheitsamt soll dem Wohl der Körperbehinderten dienen (§ 3).

3. Das Körperbehindertengesetz gibt dem Körperbehinderten einen — im Verwaltungsrechtsweg durchfechtbaren — öffentlich-rechtlichen Anspruch gegenüber dem Fürsorgeverband auf Gewährung folgender Leistungen (Pflichtaufgaben der öffentlichen Fürsorge [§§ 2, 7 Abs. 3]):
   a) Verhütung einer drohenden Körperbehinderung,
   b) Beseitigung einer vorhandenen Körperbehinderung,
   c) Vorbereitung der Eingliederung in das Erwerbsleben durch Erwerbsbefähigung oder eine den Fähigkeiten entsprechende Ausbildung, Fortbildung oder Umschulung,
   d) wenn Erwerbsbefähigung nicht zu erzielen ist, wenigstens Befreiung von fremder Hilfe,
   e) Erleichterung des Leidens siecher Körperbehinderter durch Bildung und Pflege.

4. Träger der Körperbehindertenfürsorge ist der Fürsorgeverband. Die Landesfürsorgeverbände sollen Mittelpunkt aller Fragen der Körperbehindertenfürsorge sein; bei ihnen sollen beratende Arbeitsgemeinschaften gebildet werden (§§ 2 Abs. 2, 7 Abs. 1).

5. Der Fürsorgeverband bedient sich bei der Durchführung der Körperbehindertenfürsorge (außer der Heilbehandlung selbst) ärztlicher Stellen, nämlich des Landesarztes für Körperbehinderte und der Gesundheitsämter (Beratungsstellen für Körperbehinderte) §§ 4, 5.

6. Bei der Heilbehandlung ist der Grundsatz der freien Arztwahl durch die Körperbehinderten gewährleistet (§§ 4 Abs. 3, 5 Abs. 4).

7. Die gesetzlichen Krankenkassen werden im Rahmen der Reichsversicherungsordnung herangezogen (§ 8).

8. Das in jedem Falle anzustrebende Endziel einer Eingliederung bzw. Wiedereingliederung in das Erwerbsleben wird in einem umfassenden Heil- und Eingliederungsplan verankert und soll durch Mithilfe aller hierzu in Frage kommenden Stellen und Personen (insbesondere der Arbeitsverwaltung) erreicht werden (§ 5 Abs. 2 Buchstabe e, Abs. 4).

---

[11]) 177. Sitzungsbericht S. 9832 ff.

[12]) Siehe Bundestagsdrucksache Nr. 3049 vom 21. 12. 1956.

[13]) Nur in groben Umrissen aufgezeigt, vgl. im einzelnen die in Klammern erwähnten Paragraphen des KBG sowie die vor § 1 KBG abgedruckte Begründung (Vorbemerkungen).

9. Bei der Durchführung eines Heilverfahrens (ambulant oder stationär) und bei orthopädischer Versorgung obliegt dem Fürsorgeverband eine Vorleistungspflicht, um eine Verzögerung der nach dem Körperbehindertengesetz vorgesehenen Hilfe infolge etwaiger finanzieller Auseinandersetzungen mit anderen Kostenträgern zu verhüten (§§ 9, 13).

10. Um die im Gesetz verankerten Hilfsmaßnahmen auch den minderbemittelten Bevölkerungsschichten, die nicht hilfsbedürftig im fürsorgerechtlichen Sinne sind, zuteil werden zu lassen, hat das Körperbehindertengesetz eine erweiterte Hilfsbedürftigkeit festgelegt, und zwar unter zwei verschiedenen Maßstäben:

    a) Bei der Durchführung eines Heilverfahrens und bei orthopädischer Versorgung wird ausgegangen von der Verdienstgrenze der Krankenversicherungspflicht der Angestellten; maßgebend sind hier die steuerpflichtigen Einkünfte. Der Körperbehinderte ist bei Überschreitung der Verdienstgrenze zur Leistung eines angemessenen Beitrages verpflichtet; soweit die Kosten durch einen Beitrag nicht gedeckt werden können, ist eine Ersatzpflicht ausgeschlossen (§§ 10, 13, 16).

    b) Bei der Durchführung von Maßnahmen der Erziehung und Berufsfürsorge wird ausgegangen von einem Einkommen in Höhe des Zweifachen des Fürsorgerichtsatzes (§ 14).

11. Entsprechend der unterschiedlichen Regelung der Heranziehung des Körperbehinderten zu den Kosten ist die Frage der Zuständigkeit zwischen Landes- und Bezirksfürsorgeverband normiert. Der Landesfürsorgeverband (als leistungsstärkerer Verband) ist zuständig bei Heilverfahren (ambulant und stationär), orthopädischer Versorgung und Siechenpflege (§ 7 Abs. 2, §§ 9, 19 Abs. 2). Die Erfüllung der übrigen im Körperbehindertengesetz festgelegten Aufgaben obliegt dem Bezirksfürsorgeverband.

12. Die allgemeinen fürsorgerechtlichen Vorschriften finden als generelle Rechtsnorm Anwendung, soweit das Körperbehindertengesetz nichts anderes bestimmt (§ 6).

Unberücksichtigt blieben bei der Abfassung des Gesetzes folgende Förderungen, welche von den Verbänden der Körperbehinderten bei der Beratung des Gesetzes vorgetragen worden waren:

a) Beteiligung der Verbände der Körperbehinderten an der beim Landesfürsorgeverband zu bildenden beratenden Arbeitsgemeinschaft,

b) Gewährung von Versorgung (Pflegegeld) an Pflegebedürftige (entsprechend der Regelung bei Blinden),

c) keine unterschiedliche Regelung der Heranziehung des Körperbehinderten zu den Kosten (Regelung in § 10 für alle Hilfsmaßnahmen),

d) Anwendung des Schwerbeschädigtengesetzes auf die Körperbehinderten kraft Gesetzes; nach der derzeitigen Rechtslage ist nur die Gleichstellung nach § 2 Abs. 2 des Schwerbeschädigtengesetzes möglich.

Gesetz über die Fürsorge für Körperbehinderte und von einer Körperbehinderung bedrohte Personen

(Körperbehindertengesetz)

vom 27. Februar 1957

BGBl. I S. 147[1])

Der Bundestag hat mit Zustimmung des Bundesrates das folgende Gesetz beschlossen:

§ 1

Begriffsbestimmung

(1) Körperbehindert im Sinne dieses Gesetzes sind Personen, die durch eine Fehlform oder Fehlfunktion des Stütz- und Bewegungssystems oder durch *Spaltbildungen des Gesichts* oder

[1]) Unter Berücksichtigung der Änderung des § 10 Buchst. a) durch § 32 d. Ges. über d. Tuberkulosehilfe v. 20. 7. 1959 (BGBl. I S. 513).

des Rumpfes dauernd in ihrer Erwerbsfähigkeit wesentlich beeinträchtigt sind oder in Zukunft voraussichtlich sein werden. Dieses Gesetz findet auch Anwendung auf Seelentaube und Hörstumme.

(2) Von einer Körperbehinderung bedroht im Sinne dieses Gesetzes sind Personen mit einem angeborenen oder erworbenen Leiden des Stütz- und Bewegungssystems, das voraussichtlich zu einer dauernden Fehlform oder Fehlfunktion führt und die Erwerbsfähigkeit auf die Dauer wesentlich zu beeinträchtigen droht.

(3) Dieses Gesetz findet keine Anwendung auf Personen mit Schädigungen im Sinne der Absätze 1 und 2, die wegen dieser Schädigungen auf Grund des Dritten Buches der Reichsversicherungsordnung und des Bundesversorgungsgesetzes mit Ausnahme des Personenkreises nach § 45 Abs. 3 Buchstabe b des Bundesversorgungsgesetzes Entschädigungsleistungen erhalten.

§ 2

Aufgabe der Fürsorge für Körperbehinderte

(1) Aufgabe der Fürsorge für Körperbehinderte nach diesem Gesetz ist, drohende Körperbehinderung durch rechtzeitiges Einschreiten zu verhüten, vorhandene zu beseitigen, insbesondere die Eingliederung der Körperbehinderten in das Erwerbsleben durch Erwerbsbefähigung oder eine ihren Fähigkeiten entsprechende Ausbildung, Fortbildung oder Umschulung vorzubereiten oder, falls dies nicht mehr möglich ist, ihnen ihr Leiden durch Gewährung angemessener Bildung und Pflege zu erleichtern.

(2) Die Fürsorge für Körperbehinderte nach diesem Gesetz ist ein gemeinsames Anliegen aller hierzu befugten Stellen und Personen.

§ 3

Einleitung ärztlicher und fürsorgerischer Maßnahmen

(1) Eltern, Vormünder und Pfleger sind verpflichtet, die ihrer Sorge anvertrauten Personen unverzüglich einem Arzt vorzustellen, wenn sie bei ihnen eine Körperbehinderung oder die drohende Gefahr einer solchen wahrnehmen; dies gilt auch für Personen, denen die Sorge oder Obhut, wenn auch nur zeitweise, übertragen ist.

(2) Hebammen und andere Medizinalpersonen, Lehrer und Fürsorger, die bei Ausübung ihres Berufs eine Körperbehinderung oder die drohende Gefahr einer solchen wahrnehmen, haben die Sorgepflichtigen zur Erfüllung ihrer Verpflichtung nach Absatz 1 anzuhalten. Sie sind verpflichtet, dem Gesundheitsamt Meldung zu erstatten, wenn die Sorgepflichtigen ihrer Verpflichtung nicht nachkommen.

(3) Ärzte sind verpflichtet, Personen mit Schädigungen im Sinne des § 1 Abs. 1 und 2, im Falle ihrer Minderjährigkeit deren Eltern oder sonstige Sorgepflichtigen, über die Notwendigkeit oder Möglichkeit einer ärztlichen Behandlung zu belehren und sie durch Aushändigung eines amtlichen Merkblattes über die Hilfsmöglichkeiten nach diesem Gesetz zu unterrichten. Personen nach Satz 1 sind dazu anzuhalten, unverzüglich die Beratungsstelle des Gesundheitsamtes aufzusuchen; sind sie einverstanden, benachrichtigt der Arzt von sich aus das Gesundheitsamt. Besteht der begründete Verdacht, daß im Falle der Minderjährigkeit oder der Unmündigkeit die Eltern oder sonstige sorgepflichtige Personen zum Nachteil ihrer Pflegebefohlenen eine notwendige Behandlung nicht einleiten oder die Behandlung vernachlässigen, so hat der Arzt auch ohne deren Einverständnis das Gesundheitsamt zu benachrichtigen.

§ 4

Organisation

(1) Innerhalb jedes Landes ist mindestens ein Arzt als Landesarzt zu bestellen, der über besondere Erfahrungen auf dem Gebiet der Körperbehindertenfürsorge verfügt.

(2) Die Gesundheitsämter haben die ärztliche Beratung für Körperbehinderte durchzuführen.

(3) Die freiberuflich tätigen Ärzte wirken im Rahmen dieses Gesetzes mit.

§ 5
Aufgaben der ärztlichen Stellen

(1) Dem Landesarzt obliegen folgende Aufgaben:

a) Organisation und Durchführung von Sprechtagen zur ärztlichen Beratung für Körperbehinderte sowie Beteiligung an ihnen,

b) Erstattung von Gutachten für die für das Gesundheits- und das Fürsorgewesen zuständige Landesbehörde sowie für die Träger der Fürsorge für Körperbehinderte,

c) regelmäßige Unterrichtung der für das Gesundheitswesen zuständigen Landesbehörde über den Erfolg der Vorbeugungs-, Erfassungs- und Bekämpfungsmaßnahmen auf dem Gebiet der Fürsorge für Körperbehinderte.

(2) Aufgaben der ärztlichen Beratung für Körperbehinderte bei den Gesundheitsämtern sind

a) Veranstaltung von Sprechtagen für Körperbehinderte,

b) Einleitung eines ambulanten oder stationären Heilverfahrens einschließlich der Versorgung mit orthopädischen Hilfsmitteln (ärztliche Maßnahmen) für die in § 1 Abs. 1 und 2 genannten Personen, die noch nicht wegen ihres Leidens in ärztlicher Behandlung stehen,

c) Einleitung zusätzlicher ärztlicher Maßnahmen für die bereits wegen ihres Leidens in ärztlicher Behandlung stehenden Personen im Benehmen mit dem behandelnden Arzt,

d) Benachrichtigung des Fürsorgeverbandes zur Einleitung fürsorgerischer Maßnahmen, auch wenn ärztliche Maßnahmen nicht vorgesehen sind,

e) Aufstellung eines Heil- und Eingliederungsplanes einschließlich der Festlegung der erforderlichen Maßnahmen zur Versorgung mit Körperersatzstücken, orthopädischen und anderen Hilfsmitteln im Einvernehmen mit dem Landesarzt und dem Fürsorgeverband, wobei die behandelnden Ärzte und im Hinblick auf die spätere berufliche Eingliederung in das Erwerbsleben die zuständige Dienststelle der Bundesanstalt für Arbeitsvermittlung und Arbeitslosenversicherung zu beteiligen sind,

f) Überwachung der Durchführung des Heil- und Eingliederungsplanes einschließlich der erforderlichen Nachuntersuchungen der betreuten Personen durch die ärztliche Leitung,

g) Führung einer Kartei der betreuten Personen zur wissenschaftlichen Auswertung der Wirksamkeit der getroffenen Maßnahmen.

(3) Soweit für die in § 1 Abs. 1 und 2 genannten Personen Ansprüche gegen einen Träger der gesetzlichen Krankenversicherung oder eine Ersatzkasse bestehen, ist vor Einleitung ärztlicher Maßnahmen nach Abs. 2 Buchstaben b und c und bei Aufstellung der Teile des Heil- und Eingliederungsplanes (Absatz 2 Buchstabe e), für welche die Krankenversicherung die Kosten tragen oder Zuschüsse leisten soll, die zuständige Krankenkasse zu beteiligen.

(4) Freiberuflich tätige Ärzte, welche Personen nach § 1 Abs. 1 oder 2 behandeln, können beim Landesarzt ein Heilverfahren entsprechend Absatz 2 Buchstabe b beantragen. Der Landesarzt hat seine Entscheidung über den Heilplan im Einvernehmen mit dem Fürsorgeverband zu treffen und im Hinblick auf die spätere berufliche Eingliederung in das Erwerbsleben die zuständige Dienststelle der Bundesanstalt für Arbeitsvermittlung und Arbeitslosenversicherung zu beteiligen.

§ 6
Anwendung des Allgemeinen Fürsorgerechts

In der Fürsorge für Körperbehinderte gelten die allgemeinen fürsorgerechtlichen Vorschriften, soweit dieses Gesetz nichts anderes bestimmt.

§ 7
Aufgaben der Fürsorgeverbände

(1) Die Landesfürsorgeverbände sollen Mittelpunkt aller auf die Fürsorge für Körperbehinderte nach diesem Gesetz abzielenden Maßnahmen sein; bei ihnen sollen beratende Ar-

beitsgemeinschaften mit den Verbänden der Freien Wohlfahrtspflege, den Verbänden der gesetzlichen Krankenkassen, den übrigen Trägern der Sozialversicherung, den mit der Durchführung des Schwerbeschädigtengesetzes beauftragten und sonstigen Stellen und Personen gebildet werden.

(2) Den Landesfürsorgeverbänden obliegt ferner die Versorgung mit Körperersatzstücken sowie größeren orthopädischen und anderen Hilfsmitteln; eine mit Zustimmung des Bundesrates zu erlassende Rechtsverordnung der Bundesregierung regelt, welche größeren orthopädischen und anderen Hilfsmittel durch die Landesfürsorgeverbände zu gewähren sind.

(3) Zu den Aufgaben der Fürsorgeverbände gehören auch

a) Durchführung des Heilverfahrens nach dem gemäß § 5 Abs. 2 Buchstabe e aufzustellenden Heil- und Eingliederungsplan: hierzu gehört auch, falls bei den in § 1 Abs. 1 genannten Personen Erwerbsbefähigung nicht zu erzielen ist, die Durchführung derjenigen Maßnahmen, die erforderlich sind, um die genannten Personen möglichst unabhängig von Pflege durch Dritte oder von Anstaltungsunterbringung zu machen;

b) Hilfe zu einer angemessenen Schulausbildung, mindestens im Rahmen der allgemeinen gesetzlichen Bestimmungen über die Schulpflicht, erforderlichenfalls auch über das volksschulpflichtige Alter hinaus; die Bestimmungen über die Ermöglichung des Schulbesuches im Rahmen der allgemeinen Schulpflicht bleiben unberührt;

c) Hilfe zur Fortbildung in einem angemessenen Beruf oder zur Umschulung für einen angemessenen Beruf.

(4) Bei der Einleitung arbeits- und berufsfördernder Maßnahmen und vor der Eingliederung in das Erwerbsleben sind die Dienststellen der Bundesanstalt für Arbeitsvermittlung und Arbeitslosenversicherung und gegebenenfalls die sonstigen hierfür zuständigen Stellen zu beteiligen.

§ 8

Hilfe durch Träger der Krankenversicherung

Sofern Leiden der in § 1 Abs. 1 und 2 genannten Personen Krankheiten im Sinne des Zweiten Buches der Reichsversicherungsordnung darstellen, regelt sich die Krankenpflege (ärztliche Behandlung sowie Gewährung von Arzneien, Heil- und Hilfsmitteln) für Versicherte und ihre Familienangehörigen im Sinne des § 205 der Reichsversicherungsordnung nach den Vorschriften der Reichsversicherungsordnung und den jeweiligen Satzungen der Versicherungsträger.

§ 9

Verpflichtung des Landesfürsorgeverbandes bei Gewährung eines Heilverfahrens; Festsetzung einer Beitragspflicht

(1) Wird gemäß § 5 Abs. 2 oder Abs. 4 ein Heilverfahren festgelegt und will sich die in § 1 Abs. 1 oder 2 genannte Person diesem unterziehen, so hat der Landesfürsorgeverband dieses Heilverfahren unverzüglich zu gewähren.

(2) Der Landesfürsorgeverband kann verlangen, daß die in § 1 Abs. 1 oder 2 genannte Person und ihr nicht getrennt lebender Ehegatte einen Beitrag zu den Aufwendungen für das Heilverfahren nach Maßgabe des § 10 leisten.

(3) Decken die nach Maßgabe des § 10 zu berücksichtigenden Beträge die Kosten des Heilverfahrens in vollem Umfange, so braucht der Landesfürsorgeverband das Heilverfahren nicht zu gewähren.

§ 10

Umfang der Beitragspflicht

Bei der Berechnung des Beitrages zu den Kosten des Heilverfahrens hat der Landesfürsorgeverband angemessen zu berücksichtigen

a) steuerpflichtige Einkünfte der in § 1 Abs. 1 oder 2 genannten Person und ihres nicht getrennt lebenden Ehegatten, soweit sie während der Dauer des Heilverfahrens monatlich den Betrag von 660 Deutsche Mark übersteigen; dieser Betrag erhöht sich für jede tatsächlich überwiegend unterhaltene Person um 60 Deutsche Mark, jedoch insgesamt höchstens um 50 vom Hundert;

b) Leistungen Dritter auf gesetzlicher oder vertraglicher Grundlage für die Kosten des Heilverfahrens;

c) Einsparungen an häuslichen Aufwendungen während der Dauer des Heilverfahrens.

§ 11

Inanspruchnahme Dritter gemäß § 21 a der Verordnung über die Fürsorgepflicht

Der Landesfürsorgeverband darf einen unterhaltspflichtigen Dritten, abgesehen von dem unehelichen Vater (§ 1708 BGB), nach § 21 a der Verordnung über die Fürsorgepflicht nur im Rahmen von § 10 in Anspruch nehmen.

§ 12

Anspruch des Landesfürsorgeverbandes

Für die Ansprüche des Landesfürsorgeverbandes nach § 9 Abs. 2 gilt § 25 c der Verordnung über die Fürsorgepflicht sinngemäß.

§ 13

Regelung der Hilfe bei orthopädischer Versorgung

Für die Versorgung mit Körperersatzstücken sowie größeren orthopädischen und anderen Hilfsmitteln sind die Bestimmungen der §§ 9 bis 12 entsprechend anzuwenden.

§ 14

Regelung der Hilfe bei Maßnahmen der Erziehung, Herstellung der Erwerbsfähigkeit und Berufsförderung

Während der Durchführung der Maßnahmen zur Erziehung, zur Herstellung der Erwerbsfähigkeit, zur Berufsausbildung, Fortbildung oder Umschulung muß der in § 1 Abs. 1 oder 2 genannten Person und den mit ihr in Haushaltsgemeinschaft lebenden Angehörigen zum Lebensunterhalt ein Betrag aus ihrem Einkommen verbleiben, der nicht unter dem Zweifachen des Fürsorgerichtsatzes zuzüglich des einfachen Satzes eines etwaigen laufenden Mehrbedarfs sowie zuzüglich der Miete oder des Mietanteils liegen darf; werden die genannten Maßnahmen stationär durchgeführt, so ist die in § 1 Abs. 1 oder 2 genannte Person bei der Berechnung des Betrages außer Betracht zu lassen.

§ 15

Entzug der Leistungen

Gefährdet die in § 1 Abs. 1 oder 2 genannte Person oder gefährden im Falle der Minderjährigkeit dieser Person die Erziehungsberechtigten durch ihr Verhalten die Durchführung der fürsorgerischen Maßnahmen, insbesondere den Erfolg des Heilverfahrens, so kann der Fürsorgeverband die Gewährung der Leistungen nach Stellungnahme der behandelnden Ärzte und nach Anhörung der Betroffenen ganz oder teilweise versagen.

§ 16

Ausschaltung der Ersatzpflicht

(1) In § 25 Abs. 4 der Verordnung über die Fürsorgepflicht vom 13. Februar 1924 (Reichsgesetzbl. I S. 100) in der Fassung des Gesetzes über die Änderung und Ergänzung fürsorgerechtlicher Bestimmungen vom 20. August 1953 (Bundesgesetzbl. I S. 967) wird folgender Buchstabe g eingefügt:

„g) die nicht durch Beitrag gemäß § 9 Abs. 2 gedeckten Kosten des Heilverfahrens und der Versorgung mit Körperersatzstücken, orthopädischen und anderen Hilfsmitteln für Körperbehinderte und von einer Körperbehinderung bedrohte Personen nach dem Körperbehindertengesetz vom 27. Februar 1957 (Bundesgesetzbl. I S. 147)."

(2) In § 25 a Abs. 2 der in Absatz 1 genannten Verordnung wird der Buchstabe „f" durch den Buchstaben „g" ersetzt.

§ 17

Anwendung des Gesetzes in Berlin

(1) Dieses Gesetz gilt nach Maßgabe des § 13 Abs. 1 des Dritten Überleitungsgesetzes vom 4. Januar 1952 (Bundesgesetzbl. I S. 1) auch im Land Berlin. Das Land Berlin ist berechtigt, in Fällen des § 10 Buchstabe a die Verdienstgrenze nach dem im übrigen Bundesgebiet geltenden Satz zu berechnen.

(2) Rechtsverordnungen, die auf Grund dieses Gesetzes erlassen werden, gelten im Land Berlin nach § 14 des Dritten Überleitungsgesetzes.

§ 18

Dieses Gesetz gilt nicht im Saarland.

§ 19

Schlußbestimmungen

(1) Dieses Gesetz tritt mit Ablauf des auf seine Verkündung folgenden Monats in Kraft.

(2) § 1 Abs. 1 Satz 2 der Vierten Verordnung zur Vereinfachung des Fürsorgerechts vom 9. November 1944 (Reichsgesetzbl. I S. 323) tritt außer Kraft.

(3) Zu gleicher Zeit treten alle entgegenstehenden Bestimmungen mit den dazu erlassenen Durchführungsbestimmungen außer Kraft, insbesondere

1. das Preußische Gesetz betreffend die öffentliche Krüppelfürsorge vom 6. Mai 1920 (Preußische Gesetzsammlung S. 280),
2. die Preußische Ausführungsanweisung vom 26. Juli 1920 (Volkswohlfahrt, Amtsblatt des Preußischen Ministers für Volkswohlfahrt S. 179) zu dem unter Nummer 1 genannten Gesetz,
3. die Preußische Verordnung betreffend die Erfüllung der Krüppelanzeigepflicht in den öffentlichen Schulen und Anstalten vom 10. September 1920 (Preußischer Staatsanzeiger Nr. 212 vom 20. September 1920),
4. die Preußische Verordnung betreffend die Erfüllung der Krüppelanzeigepflicht durch Privatlehrer und Privatschullehrer vom 16. September 1920 (Preußischer Staatsanzeiger Nr. 212 vom 20. September 1920),
5. die Preußische Verordnung betreffend die Krüppelanzeigepflicht vom 12. Dezember 1924 (Preußischer Staatsanzeiger Nr. 293 Jahrgang 1924),
6. der Preußische Erlaß vom 15. Dezember 1924 betreffend Ausführungsvorschriften zu der Verordnung betreffend die Krüppelanzeigepflicht vom 12. Dezember 1924 (Volkswohlfahrt, Amtsblatt des Preußischen Ministers für Volkswohlfahrt 1925 S. 20),
7. § 15 des Runderlasses des ehemaligen Badischen Ministeriums des Innern vom 1. Oktober 1936 Nr. 100 000, Landesfürsorgeverband Baden betreffend (Badisches Verwaltungsblatt S. 699 Anlage),
8. Artikel 8 des Württembergischen Landesfürsorgegesetzes vom 27. Februar 1940 (Regierungsblatt für Württemberg S. 29), soweit seine Bestimmungen durch dieses Gesetz überholt sind,
9. Artikel 4 des Bayerischen Ausführungsgesetzes zur Reichsverordnung über die Fürsorgepflicht vom 23. Mai 1939 (Bayerisches Gesetz- und Verordnungsblatt S. 185) in der Fassung des Änderungsgesetzes vom 19. Januar 1953 (Bayerisches Gesetz- und Verordnungsblatt S. 11), soweit er sich auf die in diesem Gesetz geregelten Maßnahmen bezieht,

10. das Braunschweigische Gesetz über die vorbeugende Krüppelfürsorge für Jugendliche vom 29. März 1924 (Gesetz- und Verordnungssammlung 64 S. 142),
11. Abschnitt III Kapitel 7 Teil 1 des Gesetzes betreffend die Vereinfachung und Verbilligung der öffentlichen Verwaltung des Freistaates Oldenburg vom 27. April 1933 (Gesetzblatt für den Freistaat Oldenburg, Landesteil Oldenburg, 48. Band S. 171), soweit seine Bestimmungen durch dieses Gesetz überholt sind,
12. die Bekanntmachung des Oldenburgischen Staatsministeriums betreffend Anzeigepflicht für Krüppel vom 9. Dezember 1929 (Gesetzblatt für den Freistaat Oldenburg, Landesteil Oldenburg S. 395).

Das vorstehende Gesetz wird hiermit verkündet.

Bonn, den 27. Februar 1957.

Der Bundespräsident
Theodor Heuss

Der Stellvertreter des Bundeskanzlers
Blücher

Der Bundesminister des Innern
Dr. Schröder

Auszüge aus dem Kommentar von Dr. F. Luber

Betr. Schulausbildung

Begründung

Das gleiche (Erweiterung des bisher geltenden Rechts) gilt für Abs. 3 Buchstabe b, wonach Hilfe zu einer *angemessenen Bildung*, insbesondere Schulausbildung, geleistet werden soll. Nach § 6 Abs. 1 Buchstabe e Reichsgrundsätze in der Fassung des Fürsorgeänderungsgesetzes wird zwar nunmehr ebenfalls Hilfe zur Ausbildung für einen angemessenen Beruf gewährt; es bedürfte an dieser Stelle jedoch der Klarstellung, ob die Hilfe zu einem angemessenen Beruf auch die Hilfe zu einer angemessenen, z. B. auch *höheren Schulausbildung* umfaßt, wenn wegen der Schwere des Leidens eine handwerkliche Ausbildung nicht ratsam erscheint. Der Begriff der *Angemessenheit* umfaßt auch sonstige objektive Tatbestände, z. B. Herkunft des Jugendlichen, arbeitsmarktpolitische Lage usw., die neben den rein subjektiven Gesichtspunkten (körperliche und geistige Geeignetheit des Jugendlichen) zu berücksichtigen sind. Die angemessene Schulausbildung ist unter Umständen auch dann nachzuholen, wenn der Jugendliche das 14. Lebensjahr oder das Jahr des sonst üblichen Schulschlusses bereits vollendet hat, aber einen Abschluß der Schule wegen seines Leidens nicht erreichen konnte, z. B. wegen einer Erkrankung an Kinderlähmung. Auch dann, wenn eine ordnungsgemäße Ausbildung — insbesondere Berufsausbildung — wegen der Schwere des Leidens nicht durchgeführt werden kann, soll dem betroffenen Jugendlichen die Teilnahme an gewissen *Bildungsmaßnahmen* ermöglicht werden, die sein Leben besser ausfüllt, sein Dasein menschenwürdiger gestaltet und in ihm trotz der zwangsläufigen Isolierung durch schwere körperliche Behinderung Verständnis für das öffentliche Leben erweckt. Durch die Gewährung der Hilfe zu einer angemessenen Schulausbildung durch den Fürsorgeverband wird die gesetzlich festgelegte Trägerschaft auf dem Sektor des *Schulwesens* nicht auf den Fürsorgeverband verlagert.

Die Gewährung einer *angemessenen Schulausbildung* rechnet nunmehr auch nach allgemeinem materiellen Fürsorgerecht zu den Pflichtaufgaben der öffentlichen Fürsorge (insoweit ist die Begründung zu Abs. 3 Buchstabe b überholt), und zwar auf Grund der Verordnung über die Hilfe zur Erwerbsbefähigung und Berufsausbildung in der öffentlichen Fürsorge vom

20. 12. 1956 (BGBl. I S. 1009 § 2 Abs. 2). Die maßgebenden Bestimmungen der RGr. sowie der genannten VO finden als Teil des allgemeinen Fürsorgerechts — soweit das KBG nichts anderes bestimmt — auch in der Körperbehindertenfürsorge Anwendung (§ 6). Vgl. auch Erl. Nr. 4 a) zu § 2.

Begabtenförderung. Die VO vom 20. 12. 1956 hat in der Frage der Ausbildung des von der öffentlichen Fürsorge betreuten Personenkreises erhebliche Fortschritte gebracht. In § 2 Abs. 2 dieser VO ist unter bestimmten Voraussetzungen ausdrücklich der Besuch einer mittleren oder höheren Schule vorgesehen. Damit ist der frühere in der öffentlichen Fürsorge vertretene Standpunkt, daß die Förderung des Aufstiegs der Begabten nicht Aufgabe der öffentlichen Fürsorge sei (vgl. die amtlichen Erläuterungen Abs. 2 a. E. zu § 6 RGr.) fallengelassen worden.

a) Besuch einer höheren Schule

Wie bereits ausgeführt, zieht die VO vom 20. 12. 1956 nunmehr ausdrücklich unter den Voraussetzungen des § 2 Abs. 1 Nr. 2 den Besuch einer mittleren oder höheren Schule in Betracht (§ 2 Abs. 2 der VO). Eine Teilnahme am Unterricht einer höheren Schule wird bei bettlägerigen Körperbehinderten auf besondere Schwierigkeiten stoßen. . . .

Hochschulstudium

Nach der VO vom 20. 12. 1956 (§ 2 Abs. 1 Nr. 2 und Abs. 2) und im Hinblick auf § 2 KBG, worin gesagt wird, daß die Ausbildung den persönlichen Fähigkeiten des Körperbehinderten entsprechen soll, ist es durchaus denkbar, daß im Einzelfall bei einem überdurchschnittlich begabten körperlich behinderten Jugendlichen auch eine Hochschulbildung als angemessene Schulausbildung anzusehen ist. Dies wird vor allem auch dann zu prüfen sein, wenn z. B. ein Schüler einer höheren Lehranstalt an einer Kinderlähmung mit schweren und bleibenden Folgen erkrankt.

Betr. Beteiligung des Arbeitsamtes und sonstiger Stellen

Begründung

Abs. 4 legt die *Mitwirkung* der Dienststellen der Bundesanstalt zu den Zeitpunkten fest, in denen diese Mitwirkung erforderlich wird. Dies gilt insbesondere für die *Berufsberatung*, welche die arbeits- und berufsfördernden Maßnahmen wesentlich steuern soll, sowie für die *Arbeitsvermittlung*, sobald eine Eingliederung in das Erwerbsleben möglich ist. Hier ist insbesondere ein enges Zusammenarbeiten zwischen den beteiligten Stellen erforderlich, wobei es den Fürsorgestellen obliegt, Maßnahmen der Eingliederung anzubahnen. Mit den *„sonstigen hierfür zuständigen Stellen"* sind insbesondere diejenigen Stellen gemeint, die gehört werden müssen, wenn es sich um die Schaffung selbständiger Existenzen handelt.

Nachgehende Fürsorge

Zur *Sicherung des Erfolges der Betreuungsmaßnahmen* ist auf die nachgehende Fürsorge besonderes Gewicht zu legen. Neben der Aufrechterhaltung einer engen Verbindung mit dem Sonderfürsorgeberechtigten in seiner Familie soll er auch am Arbeitsplatz aufgesucht werden, wo erforderlichenfalls im Benehmen mit dem Arbeitgeber und dem Vertrauensmann der Schwerbeschädigten unter Einschaltung des Werkarztes oder des behandelnden Arztes besondere Betreuungsmaßnahmen einzuleiten sind.

Zu § 27 Abs. 1

Erziehungsbeihilfen

I. Allgemeines

Durch Bewilligung von Erziehungsbeihilfen ist für Waisen und Kinder von Beschädigten eine angemessene körperliche, geistige und sittliche Erziehung zu gewährleisten und eine ihren Anlagen und Fähigkeiten entsprechende allgemeine und berufliche Ausbildung sicherzustellen, wie sie ohne den Verlust oder die Schädigung des Ernährers möglich gewesen wäre. Die Bewilligung ist nicht vom Bezug einer Ausgleichsrente abhängig zu machen.

II. Personenkreis

Für die Gewährung von Erziehungsbeihilfen kommen in Betracht:

1. Waisen, die nach §§ 45 ff. BVG Versorgungsbezüge erhalten oder deren Recht auf Versorgungsbezüge nach § 65 ruht. In besonders begründeten Fällen kommen auch Waisen in Betracht, die nach diesen Bestimmungen eine Rente erhalten würden, wenn sie die vorgesehene Altersgrenze noch nicht überschritten hätten.

2. Unterhaltsberechtigte Kinder von Beschäftigten, die nach §§ 29 ff. eine Beschädigtenrente erhalten oder deren Recht auf Versorgungsbezüge nach § 65 ruht oder deren Anspruch auf eine Rente durch Zahlung eines Kapitals nach §§ 72 ff. abgefunden wurde und die wegen der auf der Schädigung beruhenden Minderung des Einkommens nicht in der Lage sind, ihren Kindern die Schul- oder Berufsausbildung zuteil werden zu lassen, die sie ohne die Schädigung hätten durchführen können; dies gilt auch in Fällen des § 64 Abs. 1 Nr. 2, sofern eine Erziehungsbeihilfe schon vor der Strafverbüßung oder Sicherungsverwahrung gewährt wurde.

   Den unterhaltsberechtigten Kindern von Beschädigten stehen die übrigen in § 32 Abs. 4[1])

III. Maßnahmen der Erziehung und Ausbildung

Erziehungsbeihilfen kommen in Betracht

1. zum Besuch allgemeinbildender Schulen; für Kinder im volksschulpflichtigen Alter gilt dies nur, wenn die Erziehung und Ausbildung einen besonderen Aufwand erforderlich machen,

2. für eine Ausbildung in Berufen, die einen bestimmten Ausbildungsgang voraussetzen,

3. zum Besuch öffentlicher, staatlich anerkannter oder genehmigter Ausbildungsanstalten sowie Hochschulen; hierzu gehören auch private Schulen, wenn sie zu einer für den betreffenden Ausbildungsgang erforderlichen anerkannten Abschlußprüfung führen,

4. zum Besuch sonstiger Ausbildungsstätten, wenn ihr Besuch im Einzelfall zweckmäßiger erscheint oder das Ziel der Ausbildung auf andere Weise nicht erreicht werden kann; hierzu gehören auch Maßnahmen, die zwischen der Schulentlassung und dem Beginn der Berufsausbildung überwiegend der Erziehung, Erwerbsbefähigung und der Hinführung oder Vorbereitung zum Beruf dienen.

IV. Voraussetzungen

1. Eignung

Die Gewährung von Erziehungsbeihilfen ist davon abhängig zu machen, daß der Jugendliche für den vorgesehenen Beruf und die Schul- oder Berufsausbildung geeignet ist.

Zur Beurteilung der Eignung sind bei Schülern Zeugnisse über den abgeschlossenen Ausbildungsabschnitt anzufordern; entstehen Zweifel an der Eignung, ist ein zusätzliches Gutachten einzuholen.

Bei Prüfung der Eignung für den vorgesehenen Beruf und für eine Berufsausbildung auch an Berufsfach-, Fach- und Hochschulen, über deren Zweckmäßigkeit und Aussichten sowie über die Art der Ausbildung ist der zuständige Berufsberater zu beteiligen. Kann mangels Eignung eine übliche Schul- oder Berufsausbildung nicht durchgeführt werden, so ist zu prüfen, ob andere Maßnahmen der Erziehung und Erwerbsbefähigung oder sonstige Förderung geboten

[1]) Nunmehr § 32 Abs. 5.

genannten Kinder gleich, wenn und solange sie der Beschädigte unterhält. Bezieht der Beschädigte für Kinder eine Erhöhung zur Ausgleichsrente, so kann ohne weitere Prüfung angenommen werden, daß er sie unterhält.

sind. Hierbei sind erforderlichenfalls weitere Stellen (z. B. Jugendamt, Gesundheitsamt, Erziehungsberatungsstelle, Arbeitsamt) zu hören.

2. Wirtschaftliche Verhältnisse
Die Gewährung von Erziehungsbeihilfen setzt außerdem voraus, daß der Jugendliche oder seine unterhaltspflichtigen Angehörigen keine ausreichenden eigenen Mittel besitzen, aus denen die Kosten bestritten werden können. Ferner muß das Unvermögen, die Kosten aus eigenen Mitteln zu bestreiten, auf dem Verlust oder der Schädigung des Ernährers beruhen.

V. Höhe der Beihilfen

Die Erziehungsbeihilfen sind so zu bemessen, daß mit ihrer Hilfe in Verbindung mit dem sonstigen Einkommen die Ausbildung sichergestellt ist oder sonstige Maßnahmen der Erziehung ermöglicht werden. Sie können laufend oder einmalig gewährt werden. Die Gewährung einmaliger Erziehungsbeihilfen (z. B. für besondere Anschaffungen oder den Unterhalt des Jugendlichen während der Ferien außerhalb des Internats) ist auch neben laufenden möglich. Sie umfassen insbesondere:

1. Kosten der Ausbildung oder sonstiger Maßnahmen der Erziehung (z. B. Schulgeld, Lernmittel, Arbeitsausrüstung, notwendige Fahrtkosten und Taschengeld),
2. Kosten zur Deckung des notwendigen Lebensunterhalts während der Ausbildung oder sonstiger Maßnahmen der Erziehung. Hierzu gehören Kosten für Ernährung, Wohnung und Kleidung, gegebenenfalls auch Kosten für die Unterbringung außerhalb der Haushaltsgemeinschaft, z. B. in Lehrlingsheimen oder Internaten, wenn der Kostensatz so gehalten ist, daß der Einsatz öffentlicher Mittel für diese Art der Unterbringung gerechtfertigt erscheint.

VI. Dauer der Beihilfen

Erziehungsbeihilfen für eine Schul- oder Berufsausbildung sind in der Regel für die hierfür vorgesehene Mindestausbildungszeit zu gewähren. Sie sind auf den jeweiligen Ausbildungsabschnitt, längstens auf die Dauer eines Jahres zu befristen. Vor jeder Weiterbewilligung ist der Nachweis einzuholen, daß die bisherige Ausbildung mit Erfolg zurückgelegt wurde und daß der Empfänger auf die Weiterbewilligung der Erziehungsbeihilfe angewiesen ist. Bei Schülern genügt in der Regel als Nachweis die Vorlage des im letzten Ausbildungsabschnitt erteilten Zeugnisses. Abschnitt IV Nr. 1 Abs. 2 gilt entsprechend.

Vorstehendes gilt sinngemäß für sonstige Maßnahmen der Erziehung.

VII. Antrag

Erziehungsbeihilfen werden auf Antrag gewährt, wenn die Voraussetzungen erfüllt sind, frühestens vom Ersten des Antragsmonats ab.

Aus dem Antrag sollen hervorgehen

1. Art und Dauer der Ausbildung oder der Erziehungsmaßnahmen sowie die Ausbildungsstelle;
2. die wirtschaftlichen Verhältnisse der Unterhaltsverpflichteten und des Jugendlichen, für den die Erziehungsbeihilfe beantragt wird.

Von dem Antragsteller sind Unterlagen hierüber sowie solche über die Eignung, z. B. Zeugnisse über die bisherigen Leistungen anzufordern.

VIII. Entscheidungen

Es wird den Ländern empfohlen, die Zuständigkeit zur Gewährung von Erziehungsbeihilfen zur Ermöglichung eines Hochschul- oder Fachschulstudiums auf die Hauptfürsorgestellen zu übertragen.

Auszug aus der 3. Verordnung zur Durchführung des § 13 des Bundesversorgungsgesetzes i. d. F. vom 18. 8. 1956 (BGBl. I S. 751) (Orthopädische Versorgung)

§ 1

An Körperersatzstücken, orthopädischen und anderen Hilfsmitteln werden gewährt:

a) künstliche Glieder mit Zubehör,

b) Gesichtsersatzstücke (z. B. künstliche Augen, künstliche Nasen mit und ohne Brille, künstliche Ohrmuscheln und ähnliche Ersatzstücke), künstliche Zähne, Gebisse, Zahnbrücken, Gaumenplatten, Kieferersatzstücke und Kieferschienen,

c) Perücken,

usw. . . . . .

Literaturverzeichnis

Die in diesem Buch demonstrierten Fälle entstammen dem Krankengut der Kieferchirurgischen-Orthopädischen Heilstätte Thallwitz b. Leipzig (Chefarzt: Professor Dr. Dr. W. Rosenthal), der Universitätsklinik für Kiefer-Gesichtschirurgie der Charité Berlin (Damaliger Direktor: Prof. Dr. Dr. W. Rosenthal) und der Abteilung für Kiefer-Gesichts-Chirurgie des Rudolf-Virchow-Krankenhauses Berlin (Dirigierender Arzt: Prof. Dr. Dr. H. Harnisch).

A

Aresin, G.: Toxoplasmose von Wildführ. Fischer, Jena (1954).

Axhausen, G.: Technik und Ergebnisse der Gaumenplastik. Leipzig (1936).

Axhausen, G.: Zur Sterilisation der Spaltbildungen. Dtsch. Zahnhk. *5,* 514 (1938).

Axhausen, G.: In welchem Lebensalter sollen Gaumenspalten operiert werden. Stoma, Konstanz. *4,* H. 4, 195 (1951).

Axhausen, G.: Technik und Ergebnisse der Spaltplastiken. Hanser-Verlag, München (1952).

B

Berndorfer, A.: Die Geschichte der Operationen der angeborenen Mißbildungen. Zbl. Chir. Nr. 27 (1955).

Berndorfer, A.: Zur Versorgung fetaler Gesichtsspalten. Dtsch. Zahn-Mund-Kieferhk. *28,* H. 7/8, 307 (1958).

Berndorfer u. *Gabka:* Grundlagen und Geschichte der plastischen Chirurgie (in Arbeit).

Birkenfeld, W.: Über die Erblichkeit der Lippen- und Gaumenspalte. Arch. klin. Chir. *141,* 729 (1927).

Bredt: Über den Tod — Eine naturwissenschaftliche Betrachtung. Berlin (1958).

Brophy: Cleft lip and palate. Philadelphia (1923).

Browne, D.: Hare Lip. Ann. Coll. Surg. England 5169 (1949), Ref.: Zbl. Hals.-Nas.-Ohr.hk. *42,* 138.

Büchner, F.: Von den Ursachen der Mißbildungskrankheiten. Münch. med. Wschr. *97,* Nr. 50 (1935).

Burian, F.: Chirurgie rozstepu rtu a patra. Prag (1954).

C

Cassardelli, H.: Lippen-Kiefer-Gaumenspalten und ihre Beziehungen zur Anzahl der Zähne und zum Zwischenkiefer. Med. Diss. Berlin (1952).

Celsus: Arzneywissenschaft — Deutsch von Scheffler. Braunschweig (1846).

D

Davis Warren: J. Internat. Coll. Surgeons, Chicago *3* (1940).

Derichsweiler, H.: Die Gaumennahtsprengung. Fortschr. KO *14* (1953).

Derichsweiler, H.: Die kieferorthopädische Behandlung von Lippen-Kiefer-Gaumenspalten. Fortschr. Kiefer-Ges. Chir. *1* (1955).

Dorrence: The operative Story of Cleft Palate. Philadelphia (1933).

Doubek, F.: Die Prüfung der Sprechfunktion bei Gaumenspaltenoperationen. Fortschr. Kiefer-Ges. Chir. *1* (1955).

E

Eckstein, A.: Die Lage der Milchzahnkeime im Oberkiefer bei nichtoperierten Lippen-Kiefer-Gaumenspalten. Dtsch. Zahn-Mund-Kieferhk. *26,* 409 (1957).

Eckstein, A. u. *Schuchardt, K.:* Ergebnisse bei einseitigen durchgehenden Lippen Kiefer-Gaumenspalten in kieferorthopädischer und sprachlicher Hinsicht. Fortschr. Kiefer-Ges.-Chir. *1* (1955).

Eichmann, E. u. *Genesius, H.*: Die Mißgeburtenzunahme in Berlin und Umgebung in den Nachkriegsjahren. Arch Gynäk. *181*, 168 (1954).

Eiselsberg, v.: Zur Technik der Uranoplastik. Arch. klin. Chir., Berlin *64*.

Ernst, F.: Über Gaumenplastik. Arch. klin. Chir., Berlin C XXXVIII, 170 (1925).

F

Fleischmann, A.: Neue Erfahrungen über Gesichtsspalten bei Mensch und Tier. Embryol. Sber. phys. med. soz., Erlangen *69* (1937).

Fogh-Andersen: Inheritance of hare lip and cleft palate. Med. Diss., Kopenhagen (1941). Nyt Nordisk Forlag, Arnold Busck, Kopenhagen (1942).

Franco: Petit traité contenant une des parties principales de chirurgie. Lyon (1556).

Franco: Traité des hernies ect. Lyon (1561).

Frobelius: St. Petersburger Medicinische Zeitschrift *9*, 173 (1865) (zit. n. Rischbieth).

G

Gabka, E.: Beitrag zur Problematik der medianen Lippen-Kieferspalten. Stoma, Konstanz.*4*, 223 (1956).

Gabka, E. u. *Gabka, J.:* Ergebnisse verschieden modifizierter Lippenplastiken und ihre Folgezustände. Zbl. Chir. H. *35* (1954).

Gabka, J.: Beitrag zur Ätiologie der Lippen-Kiefer-Gaumenspalten unter besonderer Berücksichtigung der Toxoplasmose. Dtsch. Stomat. *3*, 10 (1953).

Gabka, J.: Allgemeine Mißbildungsätiologie unter besonderer Berücksichtigung der Lippen-Kiefer-Gaumenspalten. Dtsch. Zahn-Mund-Kieferhk. *20* (1954).

Gabka, J.: Zur Ätiologie der Lippen-Kiefer-Gaumenspalten. Fortschr. Kiefer-Ges.-Chir. *1* (1955).

Gabka, J.: Zur Frage der Erblichkeit fetaler Gesichts- und Kieferspalten. Zeitschr. ärztl. Fortbild. *51*, H. *7* (1957).

Gabka, J.: Tierexperimentelle Untersuchungen zur Erzeugung von Phänokopien durch Toxoplasmeninfektion. Zeitschr. menschl. Vererb.-Konstit.lehre (1957).

Gabka, J.: Tierexperimenteller Beitrag zur Frage der Entstehung primärer Mißbildungen durch die Toxoplasmose. Zbl. allg. Path. *96*, 135 (1957).

Gabka, J.: Zur Versorgung fetaler Gesichtsspalten. Dtsch. Zahn-Mund-Kieferhk. *28* (1958).

Gabka, J.: Zur operativen Rücklagerung der Praemaxilla bei doppelseitigen Lippen-Kiefer-Gaumenspalten. Med. Kosmetik H. 1 (1958).

Gelbke, H.: Beitrag zu modernen Lippenplastiken. DZZ *9*, H. 11 (1954).

Gelbke, H.: Die Schnittführung nach Le Mesurier und andere moderne Gesichtspunkte bei der Operation von Lippenspalten. Bruns' Beitr. klin. Chir. *188*, H. 4 (1954).

Gerke, J.: Die Vergesellschaftung der Spaltbildungen des Gesichts und der Kiefer mit anderen körperlichen und geistigen Fehlbildungen. Med. Mschr. *2*, H. 11, 470 (1958).

Gerke, J.: Spaltbildungshäufung im Gesichts-Kieferbereich und Kombination mit anderen körperlichen Mißbildungen. Münch. med. Wschr. Nr. 50/51 (1943).

Gerke, J.: Zur Frage der körperlichen und geistigen Beurteilung der Lippen-Kiefer-Gaumenspaltenträger. Med. Mschr. *6*, H. 7 (1952).

Gesenius: Anat. Anz., Jena *98*, H. 16/17.

Gillies, H. u. *Millard, D. R.:* The Principles and Art of Plastic Surgery Butterwarth a. Co. Ltd., London (1957).

Graefe: Die Gaumennaht, ein neuentdecktes Mittel gegen angeborene Fehler der Sprache. J. Chir. Augenhk. *1* (1826).

Grebe, H.: Alter der Mutter und kindliche Mißbildung. Med. Klin. *48*, H. 10 (1953).

Grebe, H.: Gene und Phänokopien in der Ätiologie menschlicher Mißbildungen. Ac. Gen. Med. *XXX* (1954).

Grebe, H. u. *Windorfer, A.:* Beitrag zur erblichen und nichterblichen Mißbildungsätiologie. Dtsch. med. Wschr. *78*, H. 5 (1953).

Grothkopp: Erblichkeit bei Lippen- und Gaumenspalten. Vox. *20*, 43 (1934).

Gruber: Angeborene Amputation, amniotische Abschnürung, hypoplastische Gliedmaßenstummel, Peromalie. Münch. med. Wschr. Nr. 7 (1936).

Günther: Zur Kasuistik der amniogenen Mißbildungen. Erbarzt Nr. 11 (1937).

Günther, R.: Zum Erbgang der Lippen- und Gaumenspalte. Erbarzt *8*, 226 (1940).

Günther, W.: Über die Häufigkeit der fötalen Gesichtsspalten. Leipzig (1931) Pp. 28. Dist.

Gutzmann, H.: Lehrbuch der Sprachheilkunde, Berlin (1924).

Gutzmann, H.: Die sprachliche Nachbehandlung operierter Gaumenspalten. Chir. *11*, Nr. 22 (1930).

Gurlt: Geschichte der Chirurgie.

H

Haugk: Beitrag zur Statistik der Hasenscharten. Inaug. Diss., Berlin (1952).

Häupl, K.: Die funktionelle Kieferorthopädie im Dienste der Behandlung der Kiefer- und Gaumenspalten. Fortschr. Kiefer-Ges.-Chir. *1*, 161 (1955).

Haym, J.: Über die Häufigkeit der Lippen-Gaumenspalte. Zahnärztl. Rundschau, H. Dez., 360 (1950).

Haym, J.: Zur Frage der körperlichen und geistigen Beurteilung der Lippen-Kiefer-Gaumenspaltenträger. Med. Mschr. *6*, H. 6, 368 (1952).

Haym, J.: Seltene fetale Hemmungsbildungen im Gesichtsbereich und die Embryologie des Gesichtes. Stoma *5*, H. 3, 175 (1952).

Haym, J.: Die Versorgung der angeborenen Lippen-Gaumenspalten. Die Heilberufe *5*, Jg. H. 3, 85 (1953).

Haym, J.: Die Gaumenplastik. Dtsch. Zahn-Mund-Kieferhk. *20*, 357 (1954).

Haym, J.: Die Lippenplastik. Dt. Stomat. H. 9 (1954).

Haym, J.: Der Zeitpunkt der Gaumenplastik. Fortschr. Kiefer-Ges.-Chir. *1*, 59 (1955).

Haymann: Amniogene und erbliche Hasenscharten. Arch. klin. Chir. *70*, 1033 (1903).

Heister: Chirurgie. Nürnberg (1770).

Herfert, O.: Zur Therapie der Kiefer-Gaumenspalten. (Zugleich eine Entgegnung zu der Arbeit von Prof. Dr. A. Oberniedermayr u. Dr. Dr. H. Derichsweiler.) Chir. 8 (1952).

Herfert, O.: Der optimale Zeitpunkt für die Operation der Gaumenspalten. Ein chirurgisches und kieferorthopädisches Problem. Dtsch. Zahn-Mund-Kieferhk. *17*, 265 (1952/53).

Herfert, O.: Vergleichende Untersuchungen über das Ergebnis der Lippenspaltoperation nach den Methoden von Axhausen und Rosenthal. Zbl. Chir. 78, H. 43 (1953).

Herfert, O.: Zur Therapie der Kiefer-Gaumenspalten. Fschr. KO *14*, H. 4 (1953).

Herfert, O.: Sprachverbessernde Operationen nach funktionell unbefriedigender Gaumenplastik. Dtsch. Zahn-Mund-Kieferhk. *19*, 1 (1953/54).

Herfert, O.: Experimenteller Beitrag zur Frage der Schädigung des Oberkieferwachstums durch vorzeitige Gaumenspaltenoperation. Dtsch. Zahn-Mund-Kieferhk. *9/10* (1954).

Herfert, O.: Korrekturoperationen nach Lippen-Kiefer-Gaumenplastik. Arch. Ohr-Nas.-Kehlk.hk. 166 (1955).

Herfert, O.: Zur Technik der Pharynxplastik. Fortschr. Kiefer-Ges.-Chir., *1*, 82 (1955).

Herfert, O.: Tierexperimentelle Untersuchungen über die biologische Wertigkeit des Brückenlappens (Axhausen) und Stiellappens (Palatinalappen) bei der Gaumenplastik. Dtsch. Zahn-Mund-Kieferhk. *24*, H. 3 u. 4, 112 (1956).

Herfert, O.: Zur Chirurgie der Lippen-Kiefer-Gaumenspalten. Fortschr. Kiefer-Ges.-Chir. *XV* (1958).

His: Beobachtungen zur Geschichte der Nasen- und Gaumenbildung beim menschlichen Embryo. Abh. sächs. Ges. Wiss. Math. phys. Kl. *27*, 349 (1902).

Hochstetter: Morphol. Jahrb. (1936).

I

Idelberger, A. u. *Idelberger, K.:* Serienmäßige Zwillingsuntersuchungen zur Erbpathologie der Lippen-Kiefer-Gaumenspalten. Zschr. menschl. Vererb.-Konstitutionslehre *24*, 417 (1940).

Immenkamp, A.: Zur Operation der einseitigen totalen Lippenspalte. Zahnärztl. Rundschau, Berlin *64* (1955).

K

Klinke, K.: Der Beginn der seelischen Entfaltung beim Kinde. Kipra H. 1, 32 (1955).

Korkhaus, G.: Die kieferorthopädische Behandlung von Lippen-Kiefer-Gaumenspalt-Patienten. Fortsch. Kiefer-Ges.-Chir. *1*, 138 (1955).

Korkhaus, G.: Disturbances in the Development of the Upper Jaw and the Middle Face. Amer. J. Orthop. Surg., Vol. *43*, Nr. 11, 848 (1957).

Krebs: Untersuchungen zur Vererbung der Lippen-Kiefer-Gaumenspalte. Berlin (1940).

L

Langenbeck, v.: Operation der angeborenen totalen Spaltungen des harten Gaumens nach einer neuen Methode. Dtsch. Klin. *8* (1861).

Langenbeck, v.: Die Uranoplastik mittels Ablösung des mukös-periostalen Gaumenüberzuges. Arch. klin. Chir. *2*, 206 (1862).

Langenbeck, v.: Weitere Erfahrungen im Gebiete der Uranoplastik. Arch. klin. Chir. *V* (1864).

Lexer: Gaumenspaltenoperationen. D. Zschr. Chir. *CC*, 109 (1927).

Luber, F.: Kommentar zum deutschen Körperbehindertengesetz (1959). Schulz, München.

Lucas, R.C.: On the congenital absence of an upper lateral incisor tooth as forerunner of Harelip and Cleft Palate. Tr. Clin. Soc.. *21*, 64 (1888).

Luhmann, K.: Technik und Ergebnisse der Stiellappenplastik beim Verschluß von Gaumenspalten. Fortschr. Kiefer-Ges.-Chir. *1.*

Luhmann, K.: Über Gesichtsspalten. Bl. Wohlf. Gehör-Sprachgeschädigter *9*, Fol. k (1945).

Luhmann, K.: Die angeborenen Spaltbildungen des Gesichtes. A. Barth (1956 und früher).

M

Makowsky u. *Ruckteschler:* Untersuchungen über den Einfluß von Geburtenfolgen und Alter der Mutter auf die Ausbildung der erblichen Lippen-Kiefer-Gaumenspalte. DZZ 5, 354 (1950); Zbl. HNO *42*, 326.

Marino u. *Segro:* Gaumenspalte. Rachen-Gaumensegelfixation als eine Ergänzung zur Rückverlagerungsoperation. Brit. J. Plastic. Surg. *3*, 222 (1950); Zbl. HNO *43*, 161.

Matthews, D. W.: Der Zwischenkiefer in Fällen von bilateralen Lippen- und Gaumenspalten. Fortschr. Kiefer-Ges.Chir. *I*, 40 (1955).

May, H.: The Axhausen Operation for Cleft Lip Repair modified after the Hagedorn Le Mesurier Principle. Plast. and Reconstr. Surg. *15*, H. 1, 15 (1955).

Meckel, J. F.: Beiträge zur Geschichte des menschlichen Fötus in Beiträge zur vergleichenden Anatomie. 1808 (zit. n. Pohlmann).

Minadoi: De humani corporis turpitidinibus cognoscendis et curandis. Patavii (1600).

Myrepsius: Über die wunderbare Behandlung der Hasenscharten.

N

Noack, H. u. *Opitz, G.:* Das Frühgeburtenproblem beleuchtet an Hand von 57 000 Geburten. Zbl. Gynäk. *76*, H. 26, 1009.

O

Oberniedermayr, A.: Operationsalter der angeborenen Lippen-Kiefer-Gaumenspalten. Münch. Med. Wschr. *96*, Nr. 2, 37 (1954).

Oberniedermayr, A. u. *Derichsweiler, H.:* Zur Frage des Operationstermins und der postaperativen Kieferverbindungen bei der Gaumenspalte. Chirurg *23*, 8 (1952).

P

Pagnamenta, E.: Anatomische und funktionelle Spätresultate von 150 Gaumenspaltenoperationen. Dtsch. Ztschr. Chir. *235*, 214 (1932).

Paré: Oeuvres editée par Malgaigne. Paris (1840).

Passavant, G.: Über die Beseitigung der näselnden Sprache bei angeborenen Spalten des harten und weichen Gaumens (Gaumensegel, Gaumennaht und Rücklagerung des Gaumensegels). Arch. klin. Chir. *6*, 333 (1865).

Ploner, L.: Betrachtungen zur medianen Unterlippen-Kieferspalte. Fortschr. Kiefer-Ges.Chir. *II*, 263 (1956).

Ploner, L.: Die schräge Gesichtsspalte. Fortschr. Kiefer-Ges.Chir. *III*, 334 (1957).

R

Reed, S. C.: An ambryological study of harelip in mice. Anat. Rec. *56*, 101 (1933).

Ragnell, A.: Korrekturplastik nach Lippenspaltenoperation. Fortschr. Kiefer-Ges.-Chir. *I*, 84 (1955).

Rehrmann, A.: Die Operation der einseitigen Lippenspalten nach Hagedorn-Le Mesurier. Dtsch. zahnärztl. Zschr. *9*, H. 17 (1954).

Rehrmann, A.: Die neuzeitliche Operation der Lippen-Kiefer-Gaumenspalten. Zahnärztl. Rundsch. *65*, H. 2, 27 (1956).

Reichenbach, E.: Obturatoren. Zahnärztl. Rdsch., H. 28, 1241 (1933).

Reichenbach E.: Anzeigenstellung der verschiedenen Obturatoren für Gaumenspalten nach sprechärztlichen Gesichtspunkten. Hals-Nas.-Ohr.arzt *28,* 29 (1937).

Reichenbach-Brückl: Kieferorthopädische Klinik und Therapie. 2. Aufl. Verlag A. Barth, Leipzig (1954).

Ritter, R.: Die Prophylaxe der Kieferdeformitäten vor und nach Lippen-Kiefer-Gaumenspaltoperation; in: Fortschr. Kiefer-Ges.Chir. *I* (1955).

Ritter, R.: Die Eingriffe an den Zähnen, Kiefern, Lippen und am Gaumen mit den dazu notwendigen prothetisch-orthopädischen Maßnahmen. Allg. spez. chir. Op.-Lehre, 4. Bd. Begr. v. M. Kirschner.

Ritter, R.: Die Nachteile der Frühoperation bei Lippen-Kiefer-Gaumenspalten. Stoma H. 1, 10 (1948).

Rosenthal, W.: Persönliche Mitteilung.

Rosenthal, W.: Pathologie und Therapie der Gaumendefekte. Misch Fschr. Zahnhk. (1928).

Rosenthal, W.: Erfahrungen auf dem Gebiet der Uranoplastik. Dtsch. Zschr. Chir. *14c* (1917).

Rosenthal, W.: Zur Frage der Gaumenplastik. Zbl. Chir. Nr. *30* (1924).

Rosenthal, W.: Pathologie und Therapie der Gaumendefekte. Fortschr. Zahnhk. *5,* 11 (1929).

Rosenthal, W.: Ätiologie der fetalen Spaltbildungen. Fortschr. Zahnhk., Lief. 11 (1930).

Rosenthal, W.: Lehrbuch der Mund- u. Kieferchirurgie. In Gemeinschaft mit Prof. Sonntag. 440 S. Verlag G. Thieme, Leipzig (1930).

Rosenthal, W.: Die Verwendbarkeit der Schlundlappenplastik bei Gaumensegellähmung sowie bei Zerstörung oder Vernarbung des Velums. Dtsch. Kieferchir. *1,* H. 1.

Rosenthal, W.: Pathologie und Therapie der Gaumendefekte. Fortschr. Zahnhk. 989 (1931).

Rosenthal, W.: Chirurgie der fetalen Gesichtsspalten. Zbl. Chir. *39,* 2345 (1932); Z. Stomat. *9,* 530 (1932).

Rosenthal, W.: Pathologie und Therapie der Gaumendefekte. Fortschr. Zahnhk. *11,* 953 (1930); 890 (1932) I. Teil und 974 (1933) I. Teil.

Rosenthal, W.: Die moderne Gaumenspaltenbehandlung. Z. Stomat. *30,* 530 (1932); Zbl. HNO *19,* 403.

Rosenthal, W.: Zeitpunkt und Technik der Gaumenspaltenoperationen. Zbl. Chir. *59,* 1190 (1932).

Rosenthal, W.: Die Erfolgsbeurteilung nach Lippen- und Gaumenspaltenoperation. Dtsch. zahnärztl. Zschr. *3,* H. 19/20 (1948).

Rosenthal, W.: Versorgung der fetalen Gesichts- und Kieferspalten. Zbl. Chir. *74,* H. 3 (1949).

Rosenthal, W.: Zur Mitteilung: „Nachteile der Frühoperation bei Lippen-Kiefer-Gaumenspalten“ von Prof. Dr. Dr. R. Ritter, Heidelberg.

Rosenthal, W.: Zur Mitteilung: „Nachteile der Frühoperation bei Lippen-Kiefer-Gaumenspalten“. Stoma *2,* H. 1 (1949).

Rosenthal, W.: Entstehung und Bedeutung der kiefer-chirurgisch-orthopädischen Heilstätte Thallwitz. D. Dtsch. Gesundheitsw. *6,* H. 8, 227 (1951).

Rosenthal, W.: Die postoperative Kieferverkrüppelung nach Lippen- und Gaumenspaltenoperation. Der Chirurg *22,* H. 11, 483, 86 (1951).

Rosenthal, W.: Spezielle Zahn-, Mund- und Kieferchirurgie, Leipzig (1951).

Rosenthal, W.: Das Problem der Hasenscharte. Kinderärztl.Praxis,Sonderh.(1953).

Rosenthal, W.: Zum Problem der Spaltbildungen. Dtsch. Stomatologie, H. 1 (1954).

Rosenthal, W.: Erfahrungen bei 3000 operierten Spaltträgern. Fortschr. Kiefer-Ges.-Chir. *I,* 80 (1955).

Rosenthal, W.: Plastische Maßnahmen zur Erzielung einer deutlichen Sprechweise bei Lippen-Kiefer-Gaumenspalten. Langenbeck's Arch. klin. Chir. *282,* 631 (1955).

Roux: Mémoire sur la staphyloraphie, ou suture du voile du palais. Paris (1825).

S

Sanders, J.: Inheritance of harelip and cleft palate. Genetica *15,* 433 (1934).

Sanvenero-Rosselli: Gaumenspalten. Riv. ital. Stomat. 6, 497 (1935).

Sanvenero-Rosselli: Pharynxplastik Rev. chir. struct. (Belg.) 6, 413 (1936).

Sanvenero-Rosselli: Verschluß von Gaumenspalten unter Verwendung von Pharynxlappen. Fortschr. Kiefer-Ges.Chir. *I,* 65 (1955).

Schiltsky: Über neue weiche Obturatoren. Berlin.

Schmid, Ed.: Zur Operationstechnik der Cheilognathe-palatoschisis. Medizinische, Nr. 42 (1954).

Schönborn: Über eine neue Methode der Staphylorraphie. Arch. klin. Chir. *19*, 527 (1876).

Schröder, C. H.: Eineiige Zwillinge mit Hasenscharte und Gaumenspalte. Zbl. Chir. *42*, 2299 (1939).

Schröder, C. H.: Die Vererbung der Hasenscharte und Gaumenspalte. Arch. Rassenbiol. *25*, 369 (1931).

Schröder, C. H.: Untersuchungen über die Vererbung der Hasenscharte und Gaumenspalte mit besonderer Berücksichtigung des Erbganges. Arch. klin. Chir. *182*, 299 (1935).

Schröder, C. H.: Erbliche Beziehungen der Hasenscharte und Gaumenspalte zu anderen körperlichen Mißbildungen, insbesondere zu Wirbelsäulenmißbildungen. Beitr. klin. Chir. *169*, 402 (1939).

Schrudde, J.: Neue Methoden der Lippenspaltoperation. Med. Kosmetik H. 12, 339 (1957).

Schrudde u. *Stellmach:* Die primäre Osteoplastik der Defekte des Kieferbogens bei Lippen-Kiefer-Gaumenspalten am Säugling. Zbl. Chir. H. 15 (1958).

Schuchardt, K.: Ein Beitrag zur Deckung von Gaumendefekten mit extraoralen Rundstiellappen. DZW 127 (1942); Zbl. HNO.

Schuchardt, K.: Der Ersatz des fehlenden Zwischenkiefers. Dtsch. zahnärtl. Zschr. 2, H. 7 u. 8, 209 (1947).

Schuchardt, K.: Die Operationen im Ges.Kieferbereich. Bier/Braun/Kümmel, II. Bd., 7. Aufl. (1953).

Schuchardt, K.: Zur Frage des günstigsten Termins für den operativen Verschluß der Gaumenspalte. Dtsch. Zahn-, Mund- und Kieferheilk., 20, 9/10, 348 (1954).

Schuchardt, K.: Plastik bei zu kurzer Oberlippe. Ärztl. Praxis, H. 8, 11 (1956).

Schwalbe, E.: Die Morphologie der Mißbildungen der Menschen und der Tiere. Jena (1906).

Schweckendiek, H.: Zur Frage der Früh- und Spätoperationen der angeborenen Lippen-Kiefer-Gaumenspalten. Zschr. Laryng. *30*, 51 (1951); Zbl. HNO *44*, 44.

Schweckendiek, H.: Zur Behandlung der angeborenen Gaumen-Lippenspalten. Landarzt, Stuttgart *31*, H. 7, 149 (1955).

Schweckendiek, H.: Zur zweiphasigen Gaumenspaltoperation bei primärem Velumverschluß. Fortschr. Kiefer-Ges.Chir. *I*, 73 (1955).

Sittel: Über die Vererbung von Mißbildungen. Inaug. Diss. Berlin (1952).

Smith und *Dawson:* Egyptian mummies. London (1924).

Steiniger, F.: Neue Beobachtungen an der erblichen Hasenscharte der Maus. Zschr. menschl. Vererb.-Konstitutionslehre *23*, 427 (1939).

Steiniger, F.: Die Entstehung und Vererbung der Hasenscharte. Fortschr Erbpath., Rassenhyg. *4* : 98—144 (1940).

Stellmach, R.: Die funktionskieferorthopädische Behandlung der Kieferdeformitäten bei Lippen-Kiefer-Gaumenspalten im Säuglingsalter. Fortschr. Kieferorth. *16*, 247 (1955).

Stellmach, R.: Die Aufgaben des Zahnarztes bei der Betreuung von Patienten mit Lippen-Kiefer-Gaumenspalten. Z. R. H. *13* (1955).

T

Tiedemann, G.: Über Umwelteinflüsse bei der Entstehung der erblichen Lippen-Kiefer-Gaumenspalte. Klinik und Praxis i. Jg. Nr. 6 (1946).

Tiedemann, G.: Erstgeburt, mütterliches Alter und sonstige Umwelteinflüsse bei der Entstehung der erblichen Lippen-Kiefer-Gaumenspalte. Zschr. menschl. Vererb.-Konstit.-Lehre *29*, 231 (1949).

Tiedemann, G.: Untersuchungen über den Einfluß von Geburtenfolge und Alter der Mütter auf die Ausbildung der erblichen Lippen-Kiefer-Gaumenspalte. Dtsch. zahnärztl. Zschr. *6*, H. 4,. 203 (1950).

Töndury, G.: Über die Genese der Lippen-Kiefer- Gaumenspalten. Fortschr. Kiefer-Ges.Chir. *I*, 1 (1955).

Trauner, R.: Operation bei Lippen-Kiefer-Gaumenspalten. Sonderdruck aus „Chirurgische Owerationslehre", *I*, Herausg. Prof Dr. Breitner.

Trauner, R.: Die Anatomie der Lippen-Kiefer-Gaumenspalten. Die Zahn-, Mund- u. Kieferheilkunde Bd. III, Verlag: Urban und Schwarzenberg, München-Berlin.

Trauner, R.: Verbesserung der operativen Therapie der Lippen- und Gaumenspalten. Mschr. Ohrenheilk. *82*, 409 (1949); Zbl. HNO *38*, 352.

Trauner, R.: Ergebnisse der Lippen-Gaumenspaltenoperationen. Wien. Med. Wschr. *50*, 75; Zbl. HNO *42*, 330.

Trauner u. *Arnold:* Sprachergebnisse nach Gaumenspaltenoperationen. Dtsch. Zahn-Mund-Kieferhk. *IV*, H. 5/6, 214 (1952).

Trauner, R.: Über eine neue Methode der Velo-Pharynxplastik bei zu kurzem und weichem Gaumen. Langenbeck's Arch. klin. Chir. *274*, 204 (1953).

Trauner, R.: Korrekturen bei Lippen-Kiefer-Gaumenspalten. Langenbeck's Arch. klin. Chir. *287* (1957); Sitzungsbericht der 74. Tagung der Dt. Ges. f. Chirurgie vom 24.—27. 4. 1957.

Trauner, R.: Der heutige Stand des Verschlusses der einseitigen Lippenspalte (Hasenscharte). Chir. Praxis, H. 3 (1957).

Trauner u. *Wirth:* Die Nasenkorrekturen bei einseitigen Lippen-Kiefer-Gaumenspalten. Ztschr. Laryng. ,Stuttgart, *36*, H. 11 (1957).

Trauner u. *Wirth:* Die Nasenkorrekturen bei doppelseitigen Lippen-Kiefer-Gaumenspalten. Zschr. Laryng. *37*, H. 11 (1958).

U

Ullik, R.: Die plastische Chirurgie des Gesichtes. Verlag: Urban und Schwarzenberg, Wien (1948).

Ullik, R.: Spätresultate nach Operation von Lippen-Kiefer-Gaumenspalten. Zschr. Stomat. (Österr.) *48*, H. 11, 571 (1951).

Ullik, R.: Über Nachuntersuchungen der an der Kieferstation der Chirurgischen Klinik in Wien seit 1932 ausgeführten Operationen nach Veau bei durchgehenden Lippen-Kiefer-Gaumenspalten und über Folgerungen, die aus den Resultaten gezogen werden müssen. Zschr. Stomat. (Österr.) *48*, H. 2, 49 (1951).

Ullik, R.: Der Zeitpunkt der Lippenplastik. Fortschr. Kiefer-Ges. Chir. *I*, 25 (1955).

V

Veau, V.: Les résultates de la staphylorrhaphie Soc. de Chir. Mars (1922).

Veau, V.: Division palatine. Paris (1931).

Veau, V.: Fünf Hasenscharten bei Hundekeimlingen von 11—14 mm Sstl. Berlin (1941).

Veau, V.: Bec-de-lièvre. Paris (1938).

Veau u. *Le Hyaric:* De L'école d'Alfort. Paris (1936).

W

Wassmund, M.: Der Verschluß des Kieferspaltes und Nasenbodens bei vollständiger Spaltbildung, Zeitpunkt und Methoden. Fortschr. Kiefer-Gesichts.Chir. *I*, 27 (1955).

Wassmund, M.: Lehrbuch der praktischen Chirurgie des Mundes und der Kiefer. Leipzig (1935).

Weinberger: zit. n. Gabka.

Wildführ: Toxoplasmose. Fischer, Jena (1954).

Wiesner, E.: Ein Fall von Cheilognathopalatoschisis media beim Kalbe. Monatshefte für Veterinärmedizin 7. Jg., Nr. 11, 216—217 (1952).

Wirth, F.: Die Korrekturen der vorderen Anteile des Septumknorpels, Verbesserung der Nasenform und Atmung. Zschr. Laryng. *37*, H. 11 (1957).

Wulff, J.: Erfahrungen bei der Sprecherziehung von Gaumenspaltenpatienten. Fortschr. Kiefer-Ges.-Chir. *I*, Georg Thieme-Verlag, Stuttgart (1955).

Y

Ypermann: La Chirurgie — Traduits par Dr. A. de Mets. Paris (1936).

Z

Zimner, H.: Zur Entwicklung der Chirurgie der Spaltbildung des Gesichts in den letzten zwei Jahrzehnten. Zschr. Stomat. (Österr.) *48*, H. 2, 58 (1951); *58*, H. 3, 100 (1951).

Namenregister

Sachregister

Radioaktive Isotope in der Chirurgie

Von

Dr. med. WILHELM HEIM,
Professor an der Freien Universität Berlin,
Ärztlicher Direktor und Chefarzt der Chirurgischen Abteilung
des Städtischen Rudolf-Virchow-Krankenhauses Berlin-West,

Dr. med. WERNER SCHUMACHER,
Chefarzt der Abteilung für Strahlentherapie und Nuklearmedizin
des Städtischen Rudolf-Virchow-Krankenhauses und

Dr.-Ing. DIETRICH FROST,
Leiter der Abteilung für Strahlungsphysik
des Städtischen Rudolf-Virchow-Krankenhauses Berlin-West.

Groß-Oktav. XV, 395 Seiten. Mit 180 Abbildungen. 1961. Kunststoffeinband DM 48,—

Das Gebiet der Kernphysik hat neben der Bedeutung auf allen Zweigen der Wissenschaft und der Wirtschaft auch für die Medizin eine weittragende Bedeutung erhalten.

Durch die Verwendung von radioaktiven Isotopen ist erstmalig die Möglichkeit gegeben, einen Einblick in die Funktionsabläufe im Organismus durch Messungen außerhalb des Körpers zu erhalten.

Nach Verabreichung spezifischer radioaktiver Isotopen können der Stoffwechsel in den verschiedenen Organen, der Kreislauf, die Regeneration der Gewebe sowie viele andere physiologische Vorgänge im zeitlichen Ablauf von außen mittels geeigneter Apparate nahezu mathematisch exakt kennengelernt und festgestellt werden.

Damit ist es auch für den Arzt und insbesondere für jeden operativ tätigen Kliniker notwendig, die grundlegenden Kenntnisse physikalischer Art, soweit sie für ihn eine praktische Bedeutung haben, zu beherrschen.

In gemeinsamer Arbeit haben der Physiker, der Strahlentherapeut und der chirurgisch tätige Kliniker ihre in jahrelangen gemeinsamen Arbeiten gewonnenen Erkenntnisse niedergelegt. Im *allgemeinen* Teil wurde eine Grundlage für das physikalische und technische Rüstzeug geschaffen. Im *klinischen* Teil wird das weite Anwendungsgebiet der radioaktiven Isotope zunächst unter Berücksichtigung neuer Erfahrungen auf dem Gebiete der Physik, der Physiologie und der Pathologie veranschaulicht.

Neben eigenen Methoden wurden auch die Ergebnisse ausländischer Kliniker herangezogen.

WALTER DE GRUYTER & CO. · BERLIN W 30

vormals G. J. Göschen'sche Verlagshandlung

J. Guttentag, Verlagsbuchhandlung · Georg Reimer · Karl J. Trübner · Veit & Comp.

FSC
www.fsc.org
MIX
Papier | Fördert gute Waldnutzung
FSC® C083411

Zeitfracht Medien GmbH
Ferdinand-Jühlke-Straße 7
99095 Erfurt, Deutschland
produktsicherheit@kolibri360.de